空腹力
每天一杯
营养蔬果汁

吴宏东 ◎ 主编

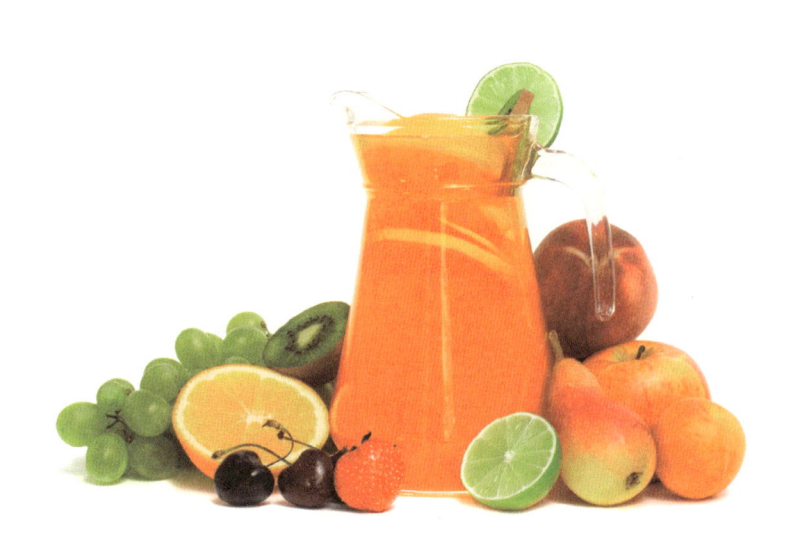

文匯出版社

图书在版编目（CIP）数据

空腹力：每天一杯营养蔬果汁/吴宏东主编. -- 上海：文汇出版社，2025.6. -- ISBN 978-7-5496-4549-7

Ⅰ. R247.1

中国国家版本馆 CIP 数据核字第 2025QP3819 号

空腹力：每天一杯营养蔬果汁

主　　编	/ 吴宏东
责任编辑	/ 戴　铮
装帧设计	/ 末末美书
出版发行	/ 文匯出版社
	上海市威海路 755 号
	（邮政编码：200041）
经　　销	/ 全国新华书店
印　　制	/ 河北翔驰润达印务有限公司
版　　次	/ 2025 年 6 月第 1 版
印　　次	/ 2025 年 6 月第 1 次印刷
开　　本	/ 680×960　1/16
字　　数	/ 64 千字
印　　张	/ 10
书　　号	/ ISBN 978-7-5496-4549-7
定　　价	/ 56.00 元

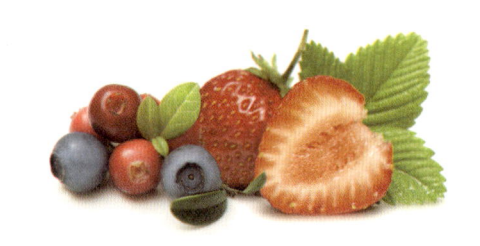

自　序

本书所说的空腹力是指少吃油腻食物，轻断食的同时又不让你保持饥饿感，转而用蔬果汁来为身体提供部分能量，因为蔬果汁能为身体提供酶、果糖、蛋白质、矿物质、多种维生素等营养成分，为每天的健康生活提供源泉。

本人在北京中医药大学中医学院方剂学系任教多年，通过多年研究得出结论：蔬果汁能改善人体各功能的协调能力，以及加强肠胃消化蠕动功能，促进营养吸收，消除身体疲劳。

现代生活中，很多人都精神紧张、压力巨大。每天饮用一杯蔬果汁，可以补充日常饮食中维生素的不足，调节人们的膳食均衡，缓解紧张情绪。多酶蔬果汁对提高人体的新陈代谢有一定帮助，所以每日三餐半小时以后，一杯蔬果汁就可以帮助你提高胃肠道的消化能力，达到健康助消化的作用。当然，某些蔬果汁对特定人群不适宜，须根据不同体质因人而异，科学、合理地加以饮用。

蔬果汁的制作过程既简单又方便，无论是在家里，抑或是在办公室，只需花几分钟就可以轻松制作完成一杯既营养又美味的新鲜蔬果汁，为你的健康生活增添活力。

目录 Contents

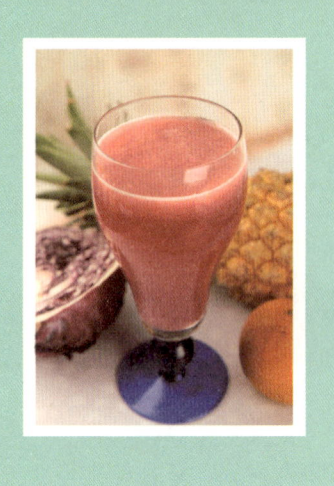

Part 1
神奇的蔬果汁，让你快速瘦身不是梦

多"酶"，多健康 …… 002

蔬果的关键营养成分列表 …… 005

Part 2
29道高酶蔬果汁，激活"瘦基因"

· 促进脂肪燃烧

苹果 …… 008

桃子苹果汁 …… 009

菠萝苹果汁 …… 010

苹果橘子汁 …… 011

胡萝卜 …… 012

胡萝卜苹果汁 …… 013

胡萝卜红薯汁 …… 014

香蕉猕猴桃汁 …… 015

· 促进新陈代谢

西红柿 …… 016

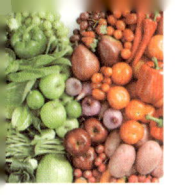

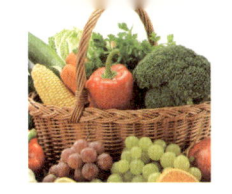

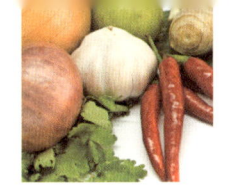

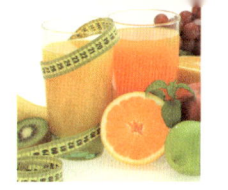

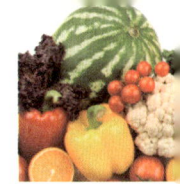

西红柿汁 …… 017

西红柿苹果汁 …… 017

西红柿甘蔗汁 …… 018

西红柿柚子汁 …… 019

香蕉 …… 020

香蕉葡萄汁 …… 021

黄瓜 …… 022

黄瓜芹菜汁 …… 023

黄瓜柠檬汁 …… 024

· 促进排毒

莴笋 …… 025

莴笋菠萝蜂蜜汁 …… 026

菠萝 …… 027

菠萝木瓜汁 …… 028

胡萝卜菠萝苹果汁 …… 029

鲜榨菠萝汁 …… 029

黄瓜菠萝汁 …… 030

菠萝排毒果汁 …… 031

猕猴桃雪梨汁 …… 032

五清排毒汁 …… 033

· 养颜美容

猕猴桃 …… 034

猕猴桃菠萝汁 …… 035

黄瓜猕猴桃汁 …… 036

猕猴桃汁 …… 037

木瓜 …… 038

木瓜椰汁西米露 …… 039

牛奶木瓜汁 …… 040

番荔枝木瓜汁 …… 040

柑橘香蕉蜂蜜汁 …… 041

蓝莓 …… 042

蓝莓葡萄汁 …… 043

Part 3
35道瘦身蔬果汁，让你越喝越苗条

· 利尿消肿，纤细四肢

冬瓜 …… 046

苹果冬瓜紫薯汁 …… 047

甘蔗冬瓜汁 …… 048

冬瓜菠萝汁 …… 049

西红柿冬瓜橙汁 …… 050

雪梨莲藕汁 …… 050

菠菜 …… 051

菠菜汁 …… 052

菠菜西兰花汁 …… 053

胡萝卜橙汁 …… 054

紫薯胡萝卜橙汁 …… 055

胡萝卜梨汁 …… 056

黄瓜雪梨汁 …… 057

雪梨菠萝汁 …… 057

芹菜葡萄梨子汁 …… 058

芹菜雪梨汁 …… 059

芹菜猕猴桃梨汁 …… 060

枇杷 …… 061

雪梨枇杷汁 …… 062

- **帮助消化，促进代谢**

番石榴 …… 063

番石榴汁 …… 064

番石榴西芹汁 …… 065

马蹄 …… 066

梨汁马蹄饮 …… 067

马蹄甘蔗汁 …… 068

猕猴桃马蹄汁 …… 069

综合蔬果汁 …… 070

土豆莲藕蜜汁 …… 070

- **清肠消食，跟压力说再见**

橙子 …… 071

橙子汁 …… 072

清爽蜜橙汁 …… 072

酸甜莲藕橙汁 …… 073

鲜姜菠萝苹果汁 …… 074

桃子甜瓜汁 …… 074

李子 …… 075

香蕉李子汁 …… 076

火龙果 …… 077

火龙果汁 …… 078

- **减肥同时还能排毒**

葡萄柚 …… 079

蜂蜜葡萄柚汁 …… 080

木瓜马蹄萝卜饮 …… 081

火龙果豆浆 …… 082

生菜蒜汁豆浆 …… 083

芦荟白菜汁 …… 083

Part 4
33道精选四季蔬果汁，让身体充满元气

· 春季精选元气蔬果汁

草莓 …… 086

草莓苹果汁 …… 087

草莓豆浆 …… 088

芹菜 …… 089

芹菜汁 …… 090

柠檬蔬菜汁 …… 091

芹菜胡萝卜汁 …… 092

绿豆西芹豆浆 …… 093

紫甘蓝芹菜汁 …… 094

芹菜莴笋柠檬汁 …… 094

芹菜胡萝卜柑橘汁 …… 095

西红柿芹菜莴笋汁 …… 096

健胃蔬果汁 …… 096

· 夏季精选活力蔬果汁

苦瓜 …… 097

苦瓜汁 …… 098

苦瓜芹菜黄瓜汁 …… 099

苦瓜苹果汁 …… 100

苦瓜菠萝汁 …… 101

西红柿玫瑰饮 …… 102

清凉西瓜汁 …… 103

黄瓜苹果纤体饮 …… 104

活力果汁 …… 105

· 秋季精选能量蔬果汁

葡萄 …… 106

蜂蜜葡萄莲藕汁 …… 107

芹菜杨桃葡萄汁 …… 108

葡萄紫甘蓝汁 …… 109

葡萄胡萝卜汁 …… 110

雪梨蜂蜜苦瓜汁 …… 111

菠萝甜橙汁 …… 112

橘子马蹄蜂蜜汁 …… 113

杧果雪梨汁 …… 114

· 冬季精选清热蔬果汁

白萝卜 …… 115

白萝卜汁 …… 116

萝卜莲藕汁 …… 117

芹菜白萝卜汁 …… 118

芹菜胡萝卜苹果汁 …… 119

芹菜苹果汁 …… 120

橘子汁 …… 121

Part 5
24道实用蔬果汁，让你健康长相随

· **缓解疲劳**

韭菜 …… 124

韭菜汁 …… 125

健康椰子汁 …… 126

双色果汁 …… 127

杨桃香蕉牛奶 …… 128

蜂蜜玉米汁 …… 129

梦幻杨梅汁 …… 130

· **改善贫血**

石榴 …… 131

石榴汁 …… 132

山药 …… 133

山药红薯苹果汁 …… 134

山药冬瓜萝卜汁 …… 135

桃子胡萝卜汁 …… 136

苹果樱桃汁 …… 137

· **防治感冒**

生姜 …… 138

甘蔗生姜汁 …… 139

蜂蜜生姜萝卜汁 …… 140

香浓玉米汁 …… 141

紫苏柠檬汁 …… 142

橘柚汁 …… 143

香蕉牛奶饮 …… 144

人参果雪梨汁 …… 145

· **缓解便秘**

杧果 …… 146

杧果汁 …… 147

紫甘蓝杧果汁 …… 148

圣女果杧果汁 …… 149

杧果椰汁西米露 …… 150

香杧菠萝椰汁 …… 151

芹菜胡萝卜人参果汁 …… 152

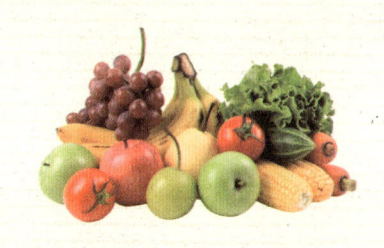

Part 1

神奇的蔬果汁，让你快速瘦身不是梦

　　蔬菜瓜果是日常生活中最为常见的食材，它们给我们提供了大量的维生素和膳食纤维等多种有效营养成分，为我们的身体健康提供了坚强的后盾。

　　蔬菜瓜果不但能够做成美味可口的佳肴，也能做成为我们身体提供酶、果糖、维生素、蛋白质、矿物质、植物素等多种类营养物质的新鲜蔬果汁。

　　科学研究表明，蔬果汁能增强免疫力，增进人体各功能的协调能力，活化细胞以及加强肠胃消化蠕动功能，促进营养吸收，消除身体疲劳。

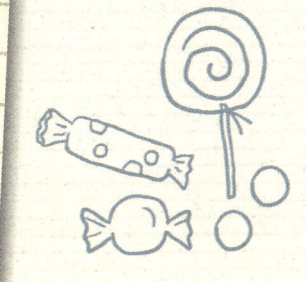

多"酶",多健康

加速新陈代谢,达到健康瘦身的目的,多"酶"很重要。而对于很多非专业人士来说,"酶"是一个相当陌生的词汇,下面就让我们来认识一下"酶"的真实面目。

1. "酶"的作用

"酶"也被称为酵素,是具有生物催化功能的生物大分子,在机体的新陈代谢过程中起到生物催化剂的作用。

正是因为有了酶的存在,我们的细胞在常温、常压、水溶液环境下发生了各种快速的化学反应。在酶的作用下,氧和氢在常温下结成水的速度比正常时速要快上很多倍。

酶还有个特性是"专一性"。如,淀粉酶只管催化淀粉水解,并不管蔗糖的水解;再如,在细胞分裂、DNA复制的过程中,各司其职地忙碌着——DNA限制酶、DNA连接酶、DNA聚合酶、RNA聚合酶、DNA解旋酶等,缺一不可。

我们人体的细胞

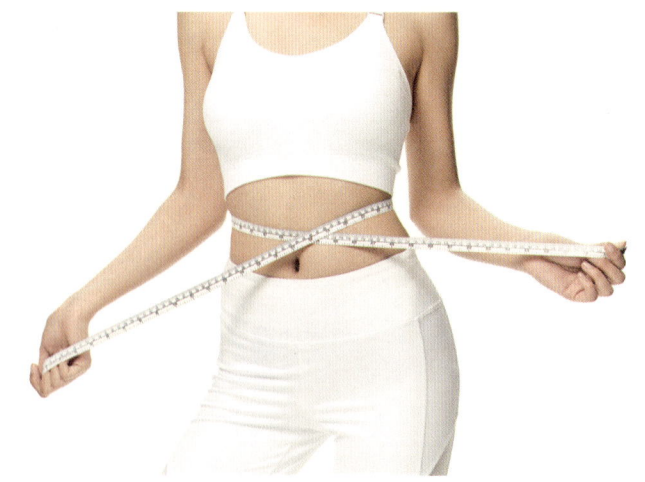

中含有数千种酶，它们各据一方，催化着生命活动中的消化、吸收、代谢、排泄、呼吸、运动和生殖等所有的化学反应。举例来说，口腔中的唾液淀粉酶可以分解淀粉，吃东西时多咀嚼几下可加速食物分解，减少肠胃负担；胃部的胃蛋白酶能分解蛋白质，肠道也有三酰甘油脂解酶可分解脂肪。如果其中一种酶出了问题，都会改变化学反应的正常进行，从而引起某种病症。

2. 健康瘦身，有"酶"无"酶"是关键

如果控制代谢的酶有了缺陷，就会造成代谢性疾病，如肥胖就和脂肪代谢酶有关。

科学研究证实，人体的肥胖跟体内脂肪代谢酶含量的多少、活性大小有直接关系。脂肪不能靠自身转化为能量，只有通过脂肪代谢酶的帮助，才能使脂肪酸进入线粒体进行β-氧化，转化为能量而消耗掉。

如果人体缺少脂肪代谢酶，脂肪就难以进入线粒体，不会转化为能量。那么，不论你如何节食、如何活动，都不能消耗它。

人体内所含有的酶有五千多种，但并不是所有的酶都是在人体内合成的。酶分为在人体内合成的酶和从外界食物当中摄取来的酶两类。在体内合成的酶中，肠道细菌合成的酶一共有三千多种。

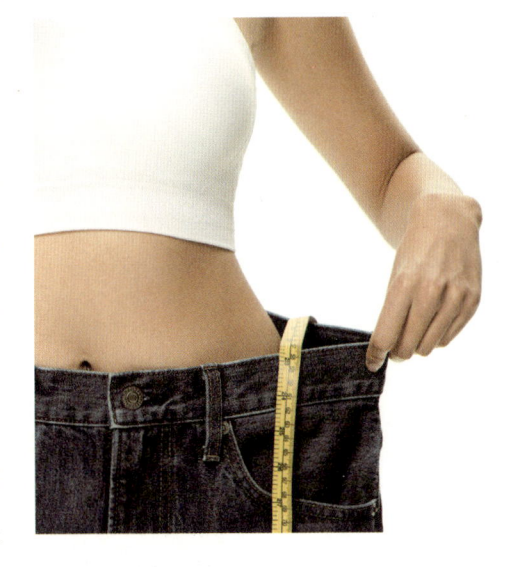

肠胃状况好的人有一个共同特点，那就是他们一直在食用含活性酶高的新鲜食物，所以有良好的肠胃环境，能使肠道内的细菌更好地合成高活

性酶。

  肠胃状况不好的人也有一个共同特点，那就是他们在日常饮食习惯中消耗了大量的酶——吸烟、酗酒、大鱼大肉、食品添加剂、滥用减肥药品等不良行为都造成酶的大量消耗。除此之外，为了分解由不良饮食引起的肠内毒素以及由紫外线、X光、电磁波辐射之后而产生的大量毒性游离基，都需要消耗大量的酶。

  从上述内容中能够看出，在日常生活中，我们不仅要养成良好的饮食、生活习惯，而且还要在尽可能多地摄取含酶丰富的食物的同时，最大限度地避免由不良饮食、生活习惯造成的酶的过量消耗，这样我们才能够维持身体的健康。

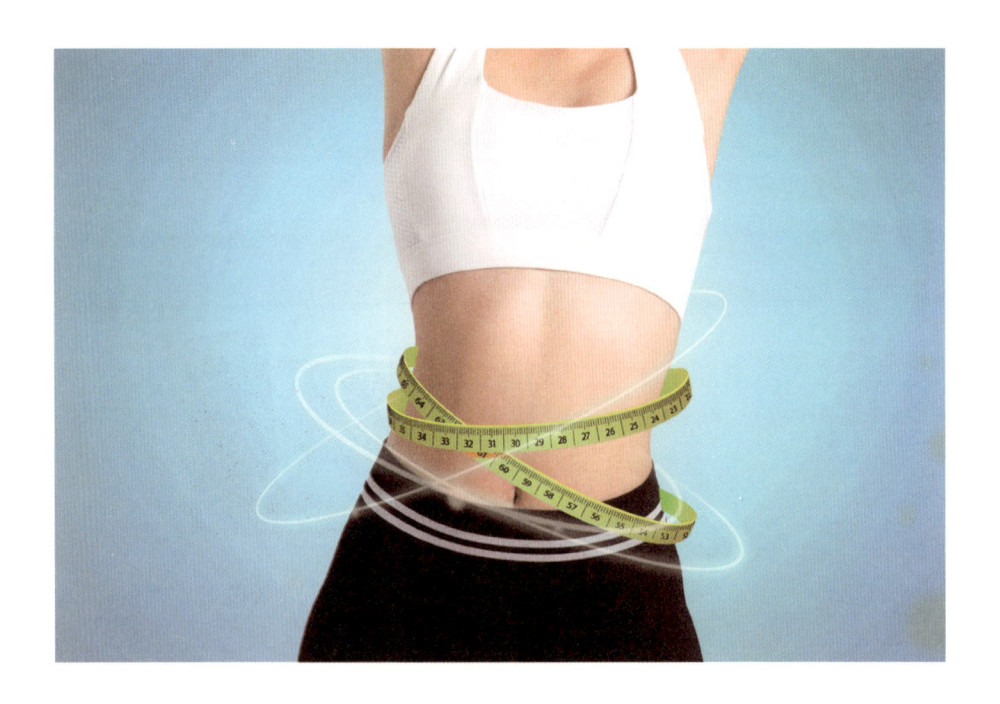

蔬果的关键营养成分列表

在酶的促进作用下，蔬果中的各种营养元素共同作用，为我们的健康铸成一道坚强的堡垒。下面，我们就来了解一下常见营养元素的作用及来源，为我们的健康生活增添基础知识。

了解了各种营养成分之后，就应该懂得用什么食材来制作蔬果汁，并使之达到我们要求的效果。

营养素	功　能	来　源
维生素A	维持正常视觉功能、维护上皮组织细胞的健康和促进免疫球蛋白的合成、维持骨骼正常生长发育、促进生长与生殖等	胡萝卜、苹果、杧果、木瓜、菠菜等
维生素B	调节新陈代谢、维持皮肤和肌肉的健康、增进免疫系统和神经系统的功能、促进细胞生长和分裂等	豆类、糙米、牛奶、家禽等
维生素C	有利于组织创伤口更快愈合、促进氨基酸中酪氨酸和色氨酸的代谢、改善脂肪和类脂特别是胆固醇的代谢等	柑橘、柠檬、奇异果、青椒等
维生素E	有效减少皱纹的产生、抗氧化、保护机体细胞免受自由基的毒害、抗衰老等	绿色蔬菜、坚果、黄豆、植物油等
锌	增强白血球功能和免疫力等	牛肉、豆类、乳制品、葵花油等

续上表

营养素	功 能	来 源
镁	提高心血管的免疫力	坚果、红豆、绿豆等
硒	协助维生素发挥抗氧化效果，预防疾病感染等	坚果、绿茶等
铁	帮助免疫细胞的成长与修复、造血等	牛肉、葡萄干、樱桃等
水	帮助排除体内的废弃物质和毒素，给细胞运送营养物质	纯净水、煮沸过的水等
蛋白质	建造修补组织，提供热量	蛋、奶、大豆等

营养学家特别提醒，如果有条件，一定要选择有机产品和当地种植的天然食材。因为调查发现，即便是有质量保证的非有机产品也有多种防腐剂，不利于身体健康。另外，建议水果和蔬菜分别单独打汁，苹果除外。因为苹果可以混合于蔬菜当中，为很多蔬菜汁增添一种独特的风味。

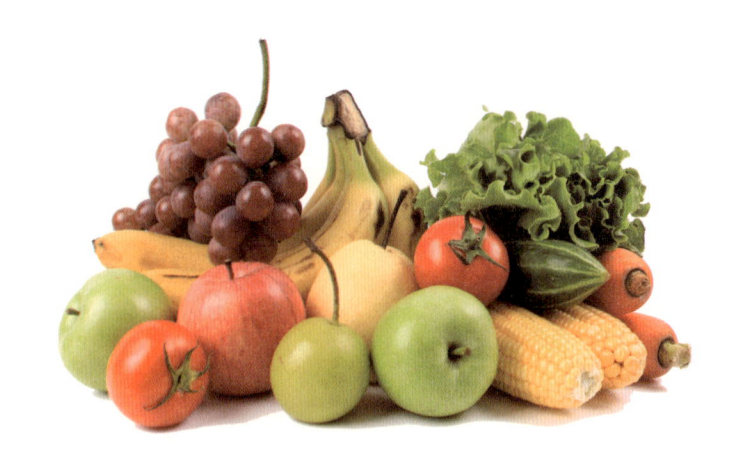

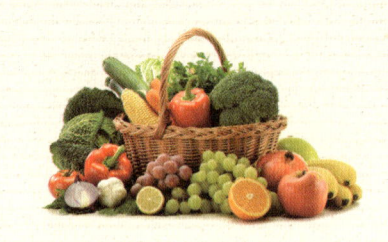

Part 2

29道高酶蔬果汁，激活"瘦基因"

　　酶就像是一把钥匙，可以启动生命的活力，而且只要适时地补充酶，就能帮我们的身体维持酸碱平衡、消炎、抗菌、活化细胞等，更加能够帮助我们的身体进行消化与代谢。

　　本章挑选西红柿、菠萝、苹果、胡萝卜、香蕉等高酶蔬果，特调配29道高酶蔬果汁，让你在享受美味的同时，激活你的"瘦基因"！

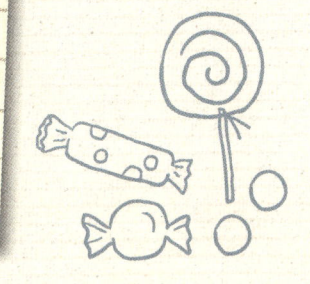

促进脂肪燃烧

苹果

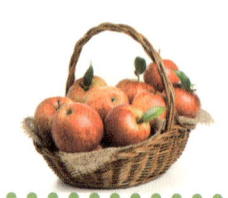

苹果含有蛋白质、苹果酸、柠檬酸、单宁酸、果胶、纤维素、维生素C等营养成分，能促进钠从体内排出，有平衡体内血压的作用。

苹果的营养价值与作用

1. 降低胆固醇
保持血糖的稳定，还能有效地降低胆固醇。
2. 促进胃肠蠕动
协助人体顺利排出废物，减少有害物质对肠胃的危害。
3. 减肥
苹果会增加饱腹感，饭前吃能减少进食量，达到减肥的目的。

最佳营养搭配

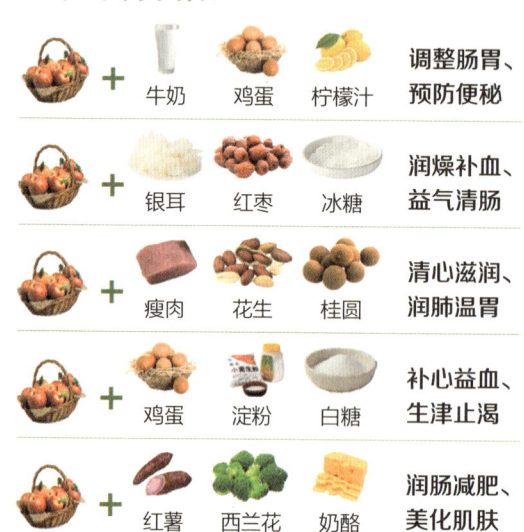

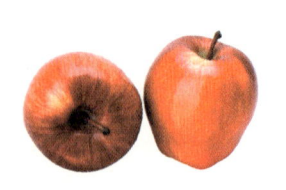

苹果 + 牛奶 + 鸡蛋 + 柠檬汁	调整肠胃、预防便秘
苹果 + 银耳 + 红枣 + 冰糖	润燥补血、益气清肠
苹果 + 瘦肉 + 花生 + 桂圆	清心滋润、润肺温胃
苹果 + 鸡蛋 + 淀粉 + 白糖	补心益血、生津止渴
苹果 + 红薯 + 西兰花 + 奶酪	润肠减肥、美化肌肤

购买苹果小贴士

红富士：1.苹果柄有同心圆，表示日照充分，比较甜。2.苹果身上的条纹越多越好。

秦冠：1.用手按，能按动的就是甜的，按不动的就是酸的。2.颜色要均匀。

黄元帅：1.挑颜色发黄、麻点多的。2.用手掂量，轻的较绵，重的较脆。

制作指导

可以加入少许蜂蜜调味，能使果汁的口感更佳。

桃子苹果汁

安神助眠、健身美容

原料

桃子45克，苹果85克，柠檬汁少许

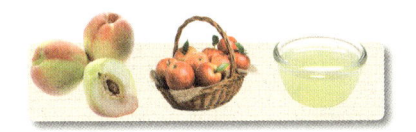

做法

1. 洗好的桃子切开，去核，把果肉切成小块。
2. 洗净的苹果切瓣，去核，把果肉切成小块。
3. 取榨汁机，选择搅拌刀座组合，放入苹果、桃子。
4. 倒入柠檬汁，注入适量矿泉水。
5. 盖上盖，选择"榨汁"功能，榨取果汁。
6. 揭盖，将果汁倒入杯中即可。

知识点

苹果含有胶质、铬、铁、锌、粗纤维等成分，能有效地降低胆固醇，促进肠胃蠕动，可使皮肤细润有光泽，有美容瘦身的作用。

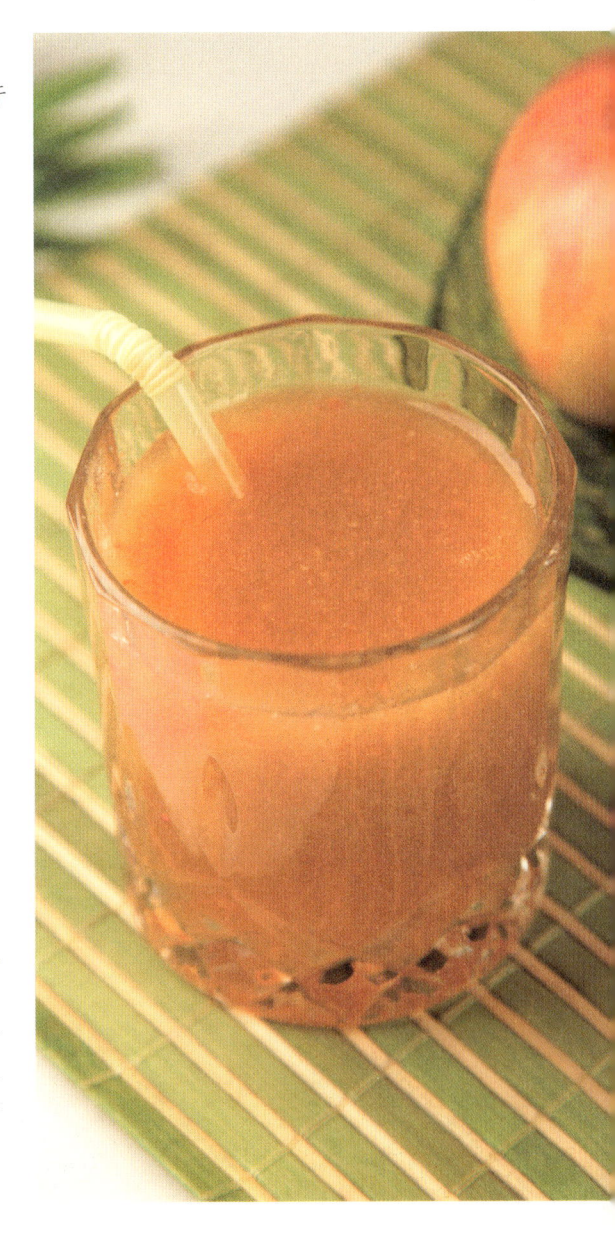

菠萝苹果汁

降低血压、促进消化

🥬 原 料
菠萝150克，苹果100克

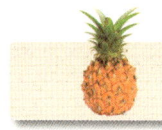

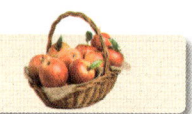

🔪 做 法
1. 将洗净去皮的菠萝切成小块。
2. 洗好的苹果切瓣，去核，切成小块。
3. 取榨汁机，选择搅拌刀座组合，倒入菠萝、苹果。
4. 加入适量矿泉水。
5. 盖上盖子，选择"榨汁"功能，榨取果汁。
6. 把榨好的果汁倒入杯中即可。

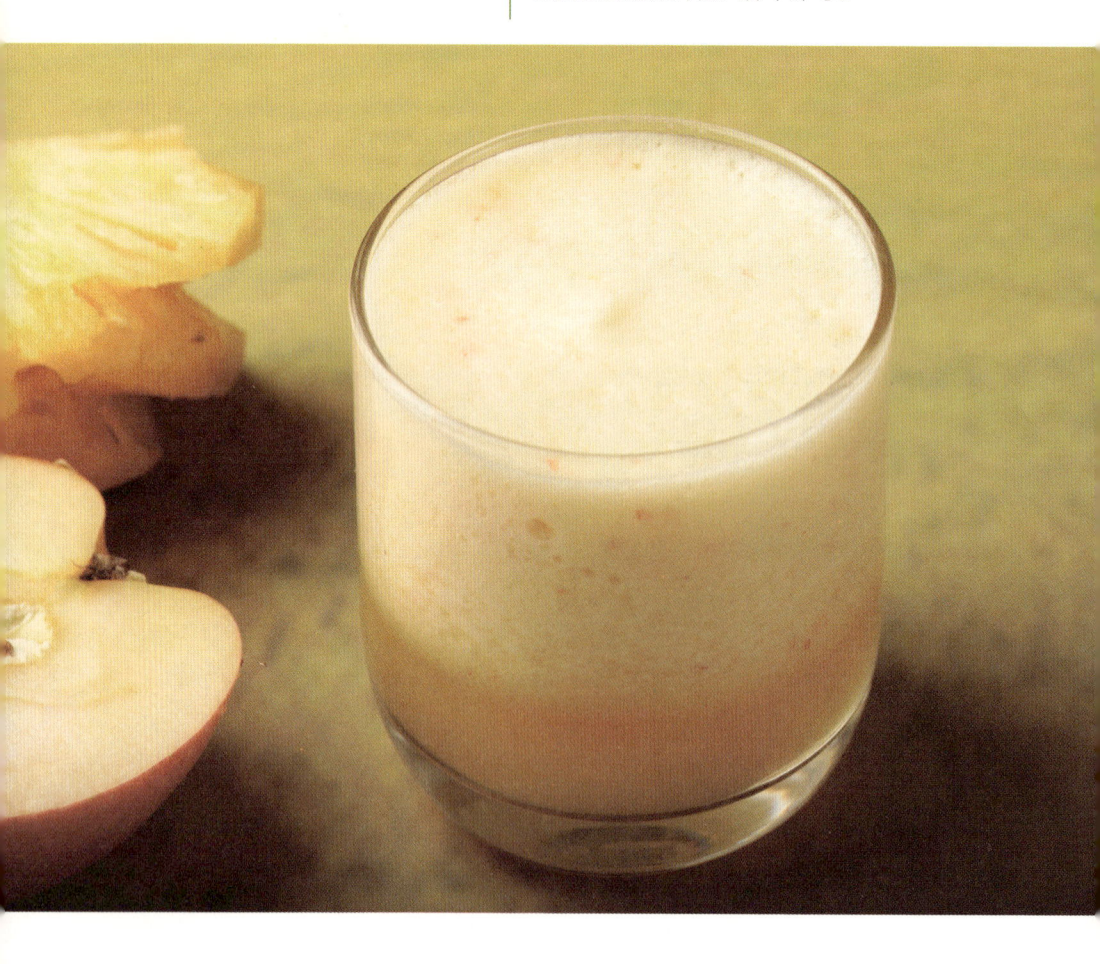

制作指导

将橘子的籽去除，可避免苦味。

苹果橘子汁

养心润肺、促进消化

原料

苹果100克，橘子肉65克

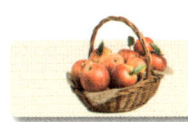

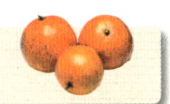

做法

1. 橘子肉切成小块。
2. 洗净的苹果切开，去核，把果肉切成小块。
3. 取榨汁机，选择搅拌刀座组合，倒入苹果、橘子肉。
4. 注入适量矿泉水。
5. 盖上盖，选择"榨汁"功能，榨取果汁。
6. 揭盖，把果汁倒入杯中即可。

知识点

橘子含有蛋白质、维生素C、胡萝卜素、柠檬酸、钙、磷、铁等营养成分，具有开胃理气、止渴、润肺、缓解疲劳等作用。

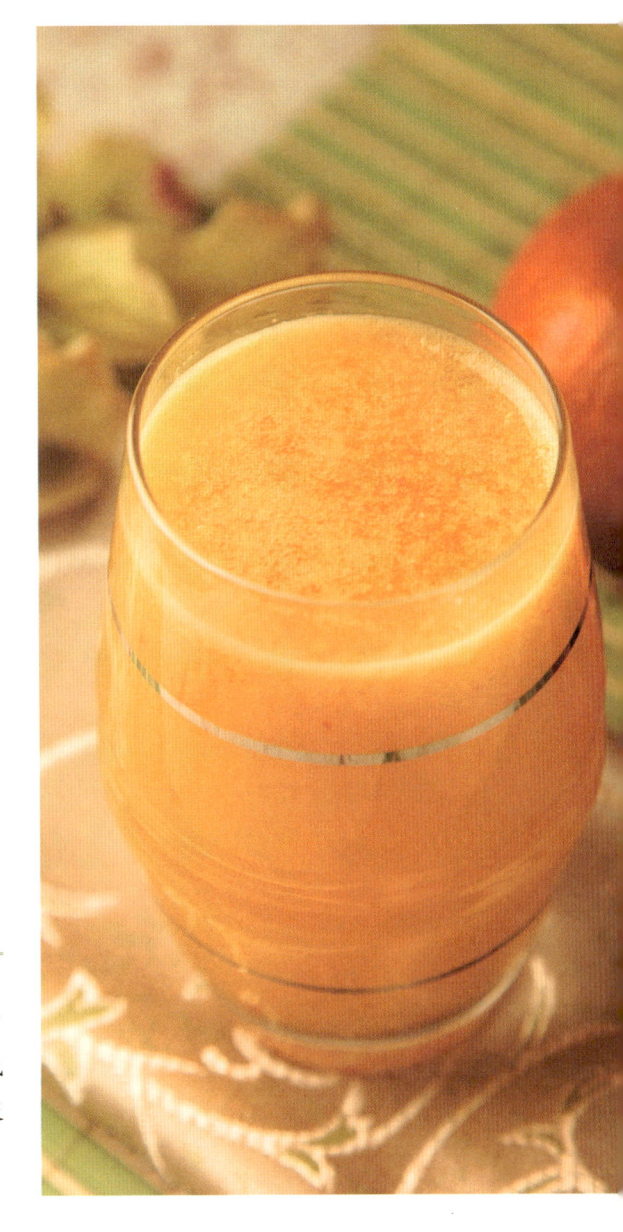

胡萝卜

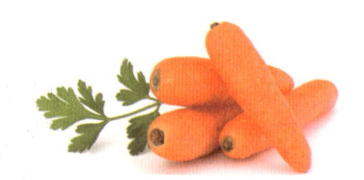

胡萝卜含有胡萝卜素、维生素、叶酸、氨基酸、果胶等营养成分,对脾虚消化不良及食积胀满导致的失眠、焦躁有一定的缓解作用。

胡萝卜的营养价值与作用

1. 降糖降脂

降低血脂,促进肾上腺素的合成,还有降压、强心作用,是高血压、冠心病患者的食疗佳品。

2. 明目

胡萝卜含有大量胡萝卜素,进入机体后在肝脏及小肠黏膜内经过酶的作用,其中50%变成维生素A,有补肝明目的作用。

3. 利膈宽肠

含有的植物纤维能增加胃肠蠕动,促进代谢,利于通便。

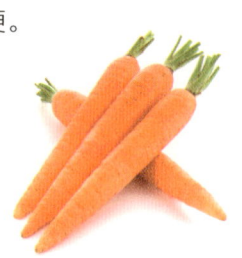

最佳营养搭配

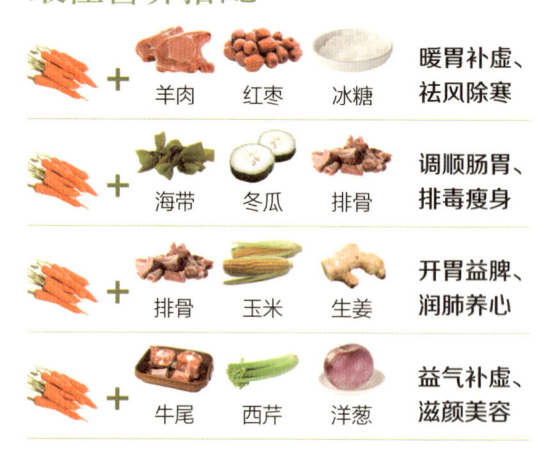

+	羊肉	红枣	冰糖	暖胃补虚、祛风除寒
+	海带	冬瓜	排骨	调顺肠胃、排毒瘦身
+	排骨	玉米	生姜	开胃益脾、润肺养心
+	牛尾	西芹	洋葱	益气补虚、滋颜美容

选购胡萝卜小贴士

以质细味甜、脆嫩多汁、表皮光滑、形状整齐、心柱小、肉厚、不糠、无裂口和病虫伤害的为佳。

优质胡萝卜主要表现为"三红一细"。"三红"指表皮、肉质(韧皮部)和芯柱均呈橘红色;"一细"是指芯柱要细。

制作指导

海带丝焯煮好后，可用温开水再浸泡一会儿，这样更易吸收其营养。

胡萝卜苹果汁

降低血脂、益气美容

原料

苹果100克，胡萝卜95克，水发海带丝40克

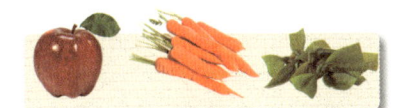

做法

1. 洗净去皮的胡萝卜切成丁，苹果切成小块。
2. 锅中注入适量清水烧开，倒入胡萝卜和海带丝，加盖，用中火煮约4分钟至食材熟软。
3. 揭开盖子，连汤水一起盛入碗中，放凉备用。
4. 取榨汁机，选择搅拌刀座组合，倒入煮好的食材，放入苹果。
5. 盖好盖子，选择"榨汁"功能，榨取蔬果汁。
6. 揭盖，将蔬果汁倒入杯中即成。

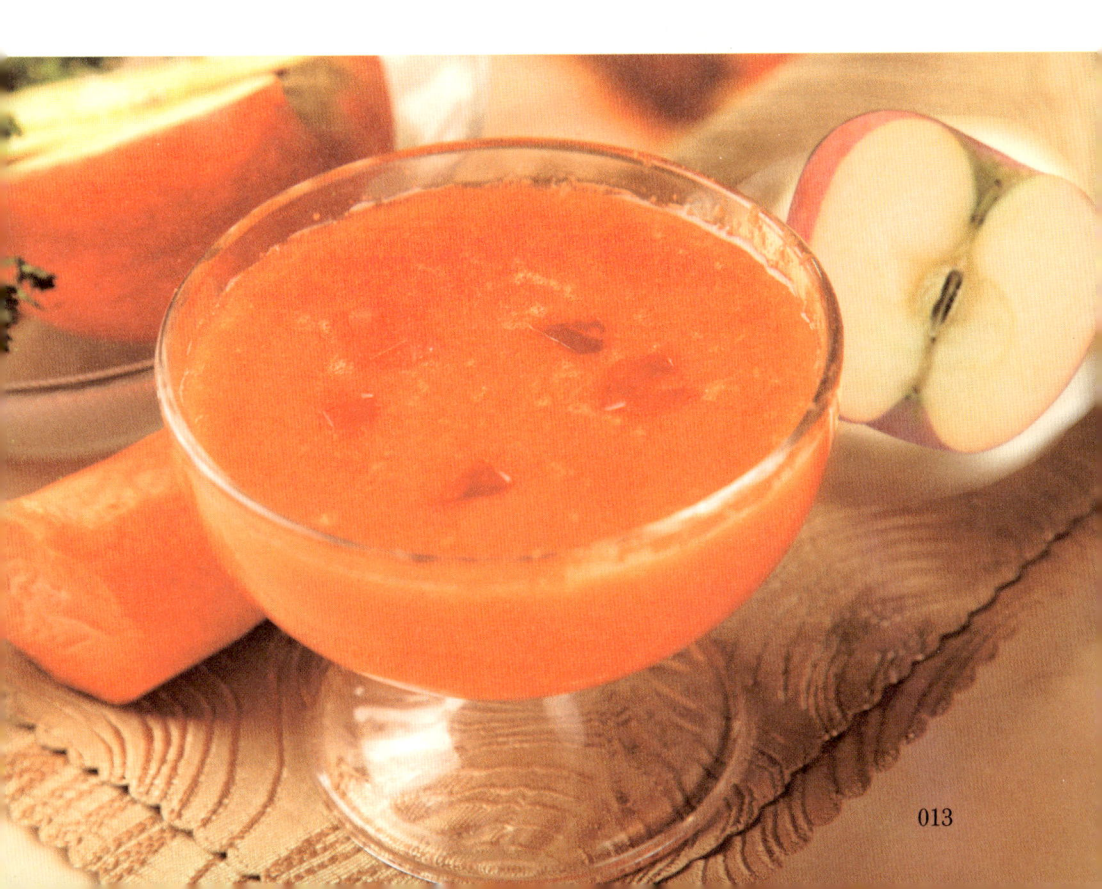

胡萝卜红薯汁

安神助眠、润肠通便

制作指导
红薯本身带有甜味，蜂蜜可以少加一些。

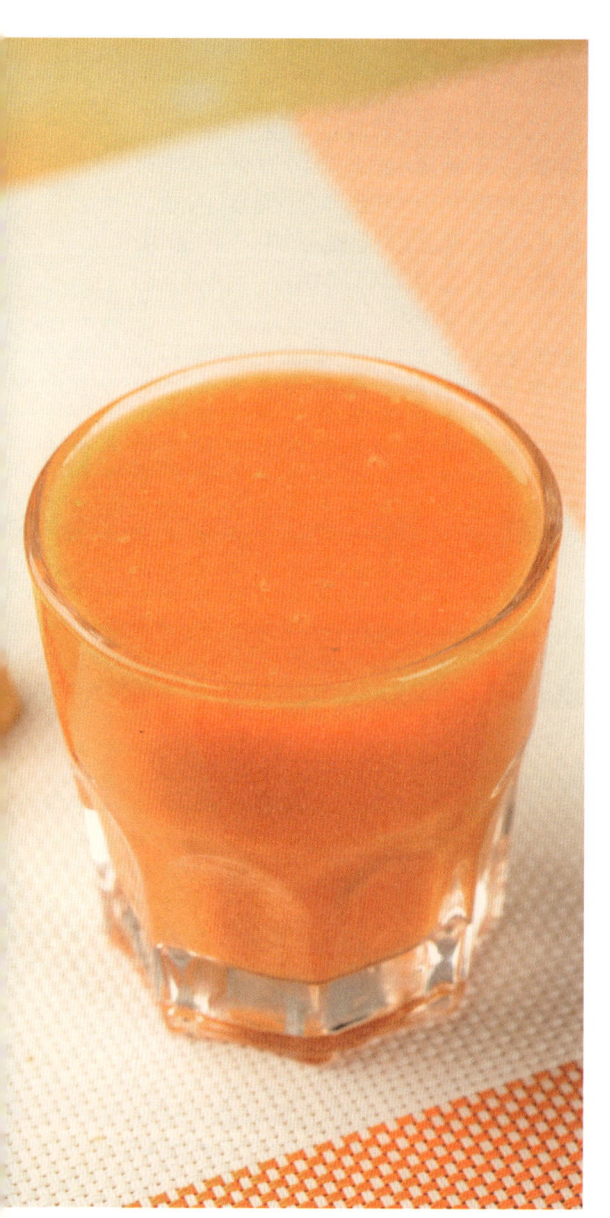

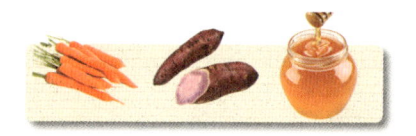

🥦 原料
胡萝卜90克，红薯120克

🥄 调料
蜂蜜10毫升

🍴 做法
1. 红薯和胡萝卜均洗净去皮，切成丁。
2. 锅中注入适量清水烧开，倒入红薯丁，煮约5分钟至熟，捞出，沥干水分。
3. 取榨汁机，选择搅拌刀座组合，倒入红薯、胡萝卜。
4. 加入适量白开水，盖上盖，选择"榨汁"功能，榨取蔬菜汁。
5. 揭开盖，放入适量蜂蜜，盖上盖，再次选择"榨汁"功能，搅拌均匀。
6. 揭盖，把蔬菜汁倒入杯中即可。

知识点

红薯含有钾、胡萝卜素、叶酸、维生素C、维生素B_6，有助于预防心血管疾病，稳定血压，促进心脏健康，对心悸失眠有一定的改善作用。

制作指导

由于香蕉剥皮后会氧化而变黑，因此剥皮后应尽快榨汁。

香蕉猕猴桃汁

清热解毒、防治便秘

原料

香蕉120克，猕猴桃90克，柠檬30克

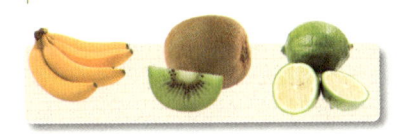

做法

1. 香蕉去皮，果肉切成小块。
2. 洗净的柠檬切成小块。
3. 猕猴桃去皮，果肉切成块。
4. 取榨汁机，选择搅拌刀座组合，倒入切好的水果。
5. 加入适量纯净水。
6. 盖上盖，选择"榨汁"功能，榨取果汁。
7. 揭开盖，将榨好的果汁倒入杯中即成。

知识点

香蕉的钾含量较高、钠含量很低，而且它还含有血管紧张素转化酶的抑制物质，对抑制血压升高有一定作用。

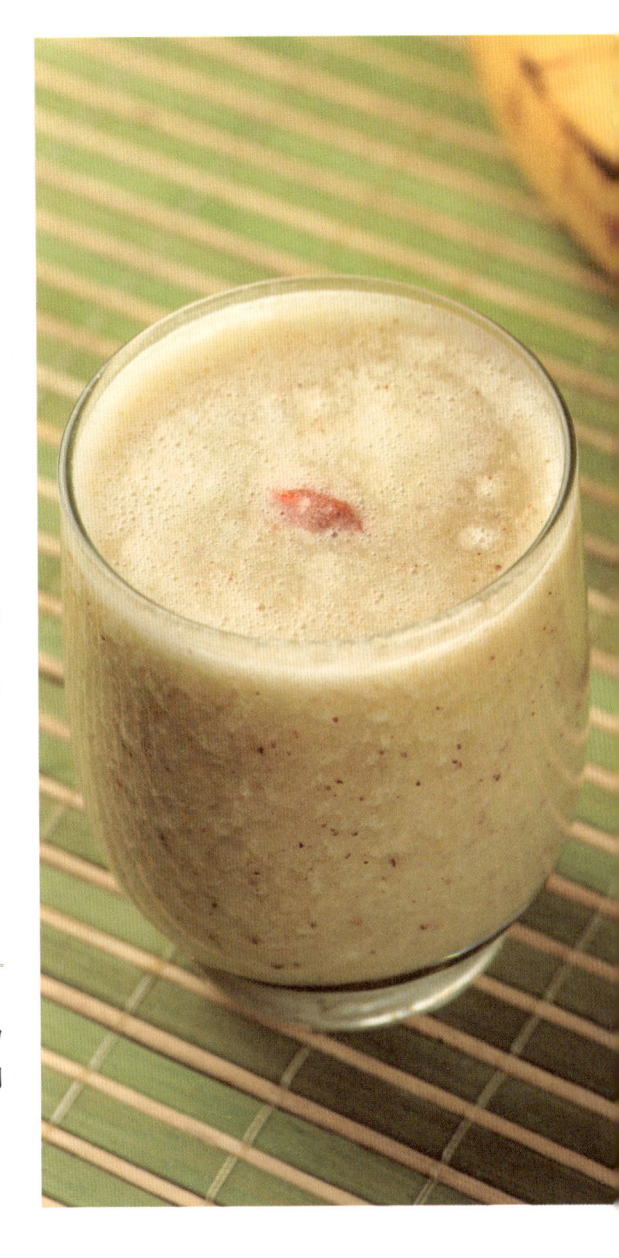

促进新陈代谢

西红柿

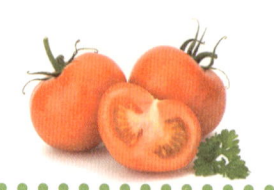

西红柿含有苹果酸、柠檬酸、胡萝卜素、B族维生素、维生素C、钙、磷、钾、镁等营养成分，具有美容抗皱、开胃消食等作用。

西红柿的营养价值与作用

1. 减缓色斑、延缓衰老

西红柿含有的番茄红素是很强的抗氧化剂，可以增强免疫功能，还能降低眼睛黄斑的退化速度、减少色斑沉着。

2. 可降脂降压

经常发生牙龈出血或皮下出血的患者，吃西红柿有助于改善症状。

3. 健胃消食

有助消化、润肠通便的作用。

最佳营养搭配

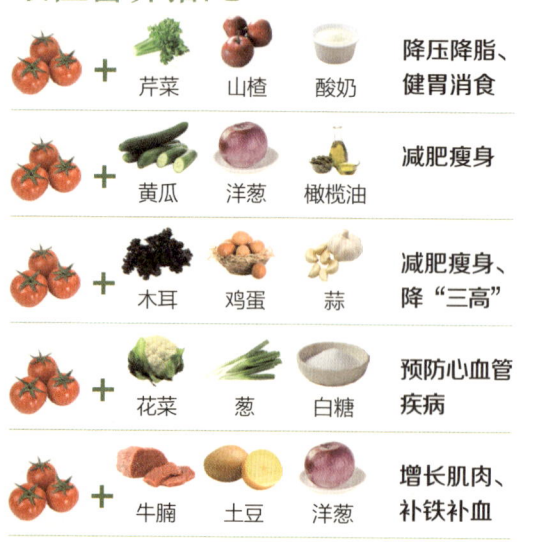

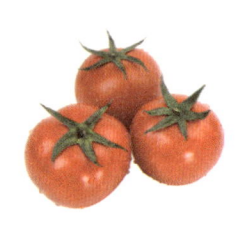

西红柿 + 芹菜、山楂、酸奶	降压降脂、健胃消食
西红柿 + 黄瓜、洋葱、橄榄油	减肥瘦身
西红柿 + 木耳、鸡蛋、蒜	减肥瘦身、降"三高"
西红柿 + 花菜、葱、白糖	预防心血管疾病
西红柿 + 牛腩、土豆、洋葱	增长肌肉、补铁补血

选购西红柿小贴士

西红柿不要挑选有棱角和拿着感觉分量很轻的。要买表面颜色粉红、整体浑圆、表皮有白色小点点的，而且蒂的部位一定要圆润，蒂部再带淡淡的青色，就是最沙、最甜的。

西红柿汁

嫩白皮肤、防治雀斑

○ 原 料
西红柿130克

○ 做 法
1. 西红柿放入碗中，注入开水，烫至表皮皱裂，捞出放入凉水中。
2. 把放凉的西红柿剥除表皮，果肉切小块。
3. 取榨汁机，选择搅拌刀座组合，倒入西红柿块。
4. 注入适量矿泉水，盖好盖子。
5. 选择"榨汁"功能，榨取西红柿汁。
6. 榨好的西红柿汁倒入杯中即成。

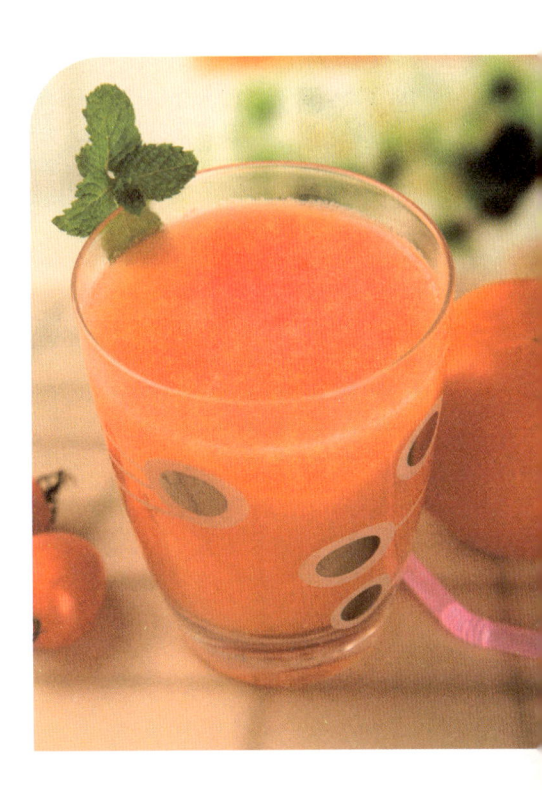

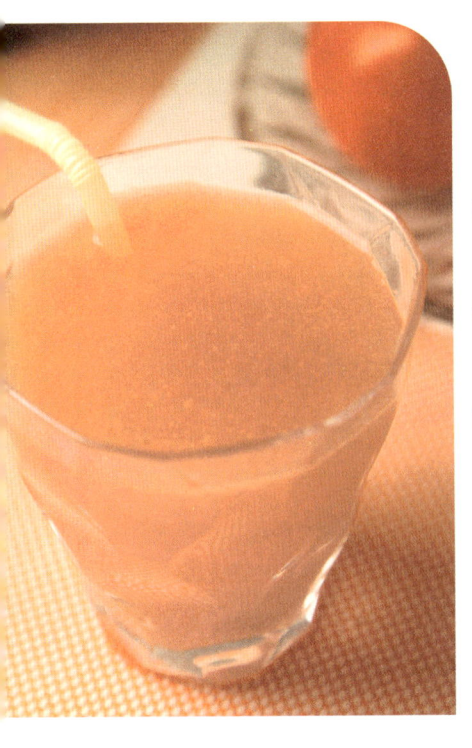

西红柿苹果汁

美容养颜、益气防暑

○ 原 料
西红柿120克，苹果95克

○ 调 料
白砂糖适量

○ 做 法
1. 西红柿放入碗中，注入开水，烫至表皮皱裂，捞出放入凉开水中。
2. 把西红柿剥除表皮，果肉切成丁。
3. 洗净的苹果切开，去核，切成小块。
4. 取榨汁机，倒入苹果、西红柿，盖好盖子。
5. 选择"榨汁"功能，榨取蔬果汁。
6. 将果汁倒入杯中，加入白砂糖，拌匀即可。

西红柿甘蔗汁

开胃消食、清热生津

制作指导

榨好的蔬菜汁应尽快饮用,以免营养成分流失。

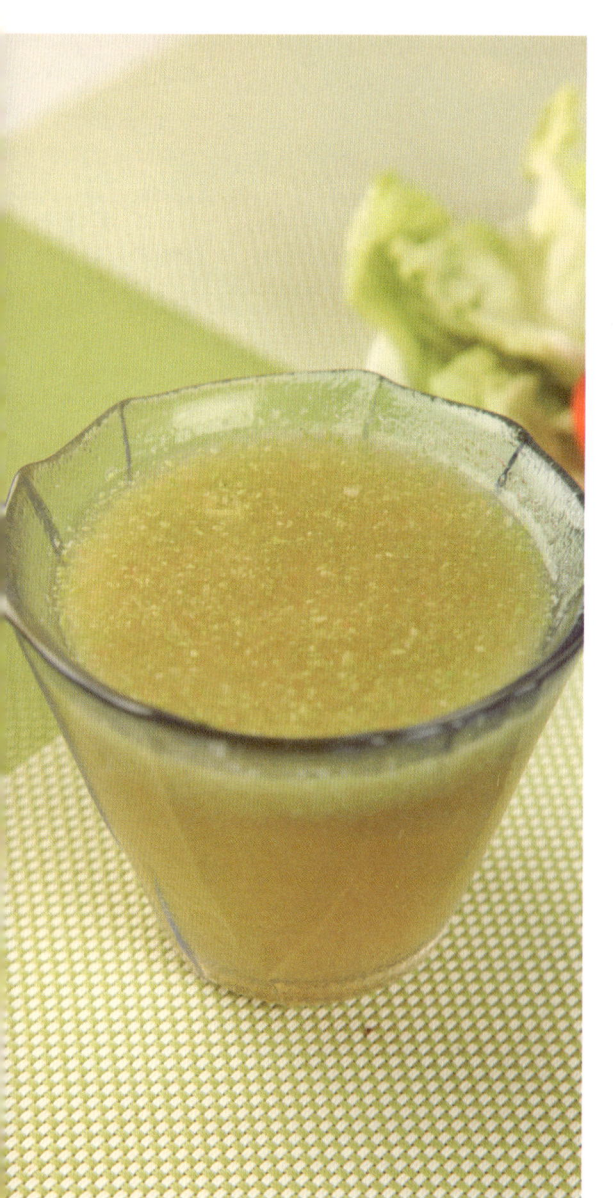

🥬 原 料

包菜80克,西红柿45克,甘蔗汁300毫升

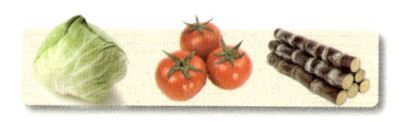

做 法

1. 将洗净的包菜切成小块。
2. 洗好的西红柿用开水烫一下,去除表皮,切成小瓣。
3. 取榨汁机,选择搅拌刀座组合,倒入包菜、西红柿。
4. 注入适量甘蔗汁,盖上盖。
5. 选择"榨汁"功能,榨取蔬菜汁。
6. 断电后,将蔬菜汁倒入杯中即可。

知识点

西红柿含有胡萝卜素、维生素C、铜等营养成分,具有健脾开胃、生津止渴等作用。

制作指导

西红柿煮的时间不宜过长，否则不易剥皮。

西红柿柚子汁

增强免疫力、美白皮肤

原料

西红柿60克，柚子肉80克

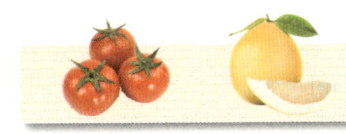

做法

1. 锅中注入适量清水烧开，放入西红柿，煮约1分钟至其表皮裂开，捞出。
2. 把放凉的西红柿去除表皮，切成小块。
3. 将柚子肉去除果皮和籽，再把果肉掰成小块。
4. 取榨汁机，选择搅拌刀座组合，倒入柚子肉、西红柿，注入适量纯净水。
5. 盖好盖，选择"榨汁"功能，榨取蔬果汁。
6. 将果汁倒入玻璃杯中即成。

知识点

柚子含有维生素C、类胰岛素等营养成分，有降血糖、降血脂、降血压、美肤养颜等作用。

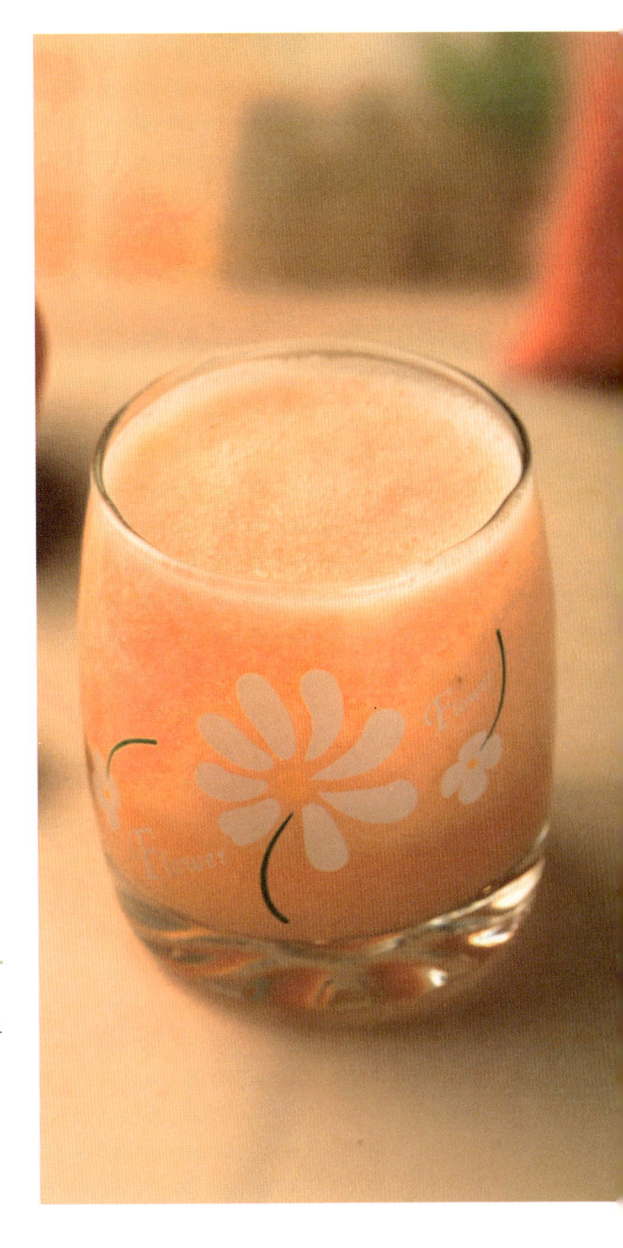

香蕉

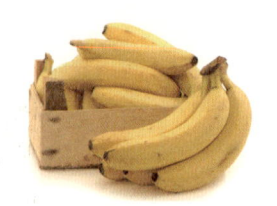

香蕉含有膳食纤维、维生素C、糖等营养成分，可以促进新陈代谢，改善血液循环，从而起到预防高血压的作用。

香蕉的营养价值与作用

1. 补充能量

香蕉含有的糖分可迅速转化为葡萄糖，易被人体吸收，是一种快速的能量来源。

2. 润肠道

香蕉富含可溶性纤维，可帮助消化，调整肠胃机能。

3. 有助于睡眠

香蕉含有的蛋白质中带有氨基酸，具有安抚神经的效果，因此在睡前吃点香蕉可起镇静作用。

最佳营养搭配

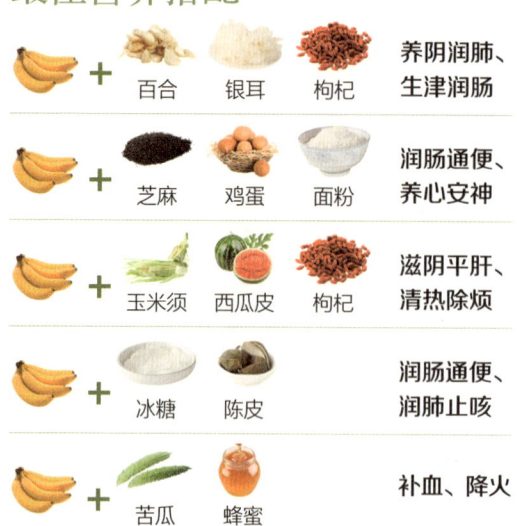

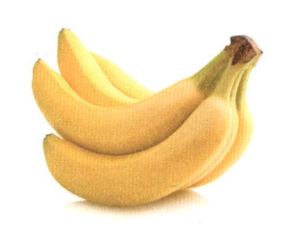

香蕉 +	百合	银耳	枸杞	养阴润肺、生津润肠
香蕉 +	芝麻	鸡蛋	面粉	润肠通便、养心安神
香蕉 +	玉米须	西瓜皮	枸杞	滋阴平肝、清热除烦
香蕉 +	冰糖	陈皮		润肠通便、润肺止咳
香蕉 +	苦瓜	蜂蜜		补血、降火

选购香蕉小贴士

优质香蕉的果皮呈鲜黄色，香蕉体弯曲，果实丰满、色泽新鲜、果面光滑，无病斑、无虫疤、无霉菌、无创伤。

注意，色泽青黄、表皮无斑点的香蕉还没有完全脱涩转熟，吃起来果肉硬而带涩味，香气也没有充分散发出来。

香蕉葡萄汁

降低血压、帮助消化

制作指导

在清洗葡萄时，可以撒点生粉，这样洗得更干净。

原料

香蕉150克，葡萄120克

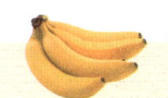

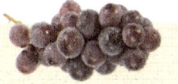

做法

1. 香蕉去皮，果肉切成小块。
2. 取榨汁机，选择搅拌刀座组合，将洗好的葡萄倒入搅拌杯中。
3. 再加入香蕉块，倒入适量纯净水。
4. 盖上盖，选择"榨汁"功能，榨取果汁。
5. 揭开盖，将果汁倒入杯中即可。

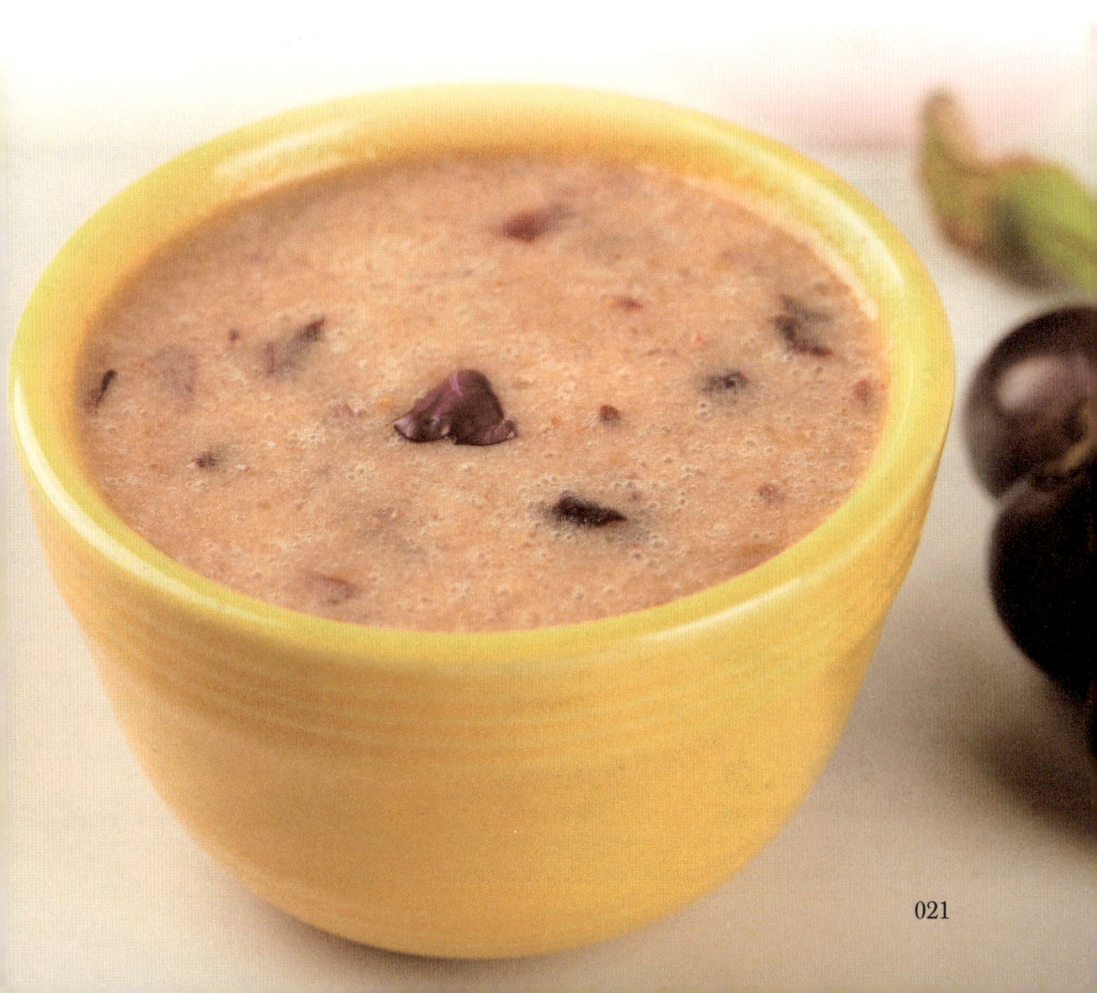

黄瓜

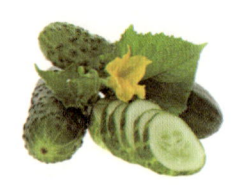

黄瓜含有蛋白质、糖类、维生素、胡萝卜素等营养成分，其所含的维生素B_1对改善大脑和神经系统功能有益，能起到安神定志的作用。

黄瓜的营养价值与作用

1. 延缓衰老

黄瓜中的黄瓜酶有很强的生物活性，能有效促进机体的新陈代谢；用黄瓜捣汁涂擦皮肤，有润肤、舒展皱纹的作用。

2. 降血糖

黄瓜中所含的葡萄糖甙、果糖等不参与通常的糖代谢，所以糖尿病人以黄瓜代淀粉类食物充饥，血糖可能会降低。

3. 减肥强体

黄瓜中所含的丙醇二酸，可抑制糖类物质转变为脂肪。此外，黄瓜中的纤维素对促进人体肠道内腐败物质的排除和降低胆固醇有一定作用，能强身健体。

最佳营养搭配

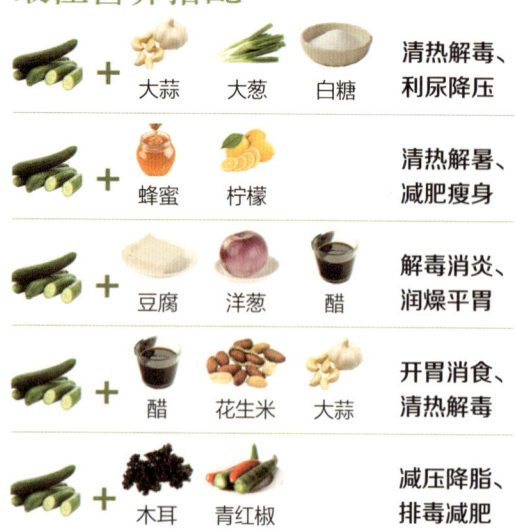

黄瓜 + 大蒜、大葱、白糖	清热解毒、利尿降压
黄瓜 + 蜂蜜、柠檬	清热解暑、减肥瘦身
黄瓜 + 豆腐、洋葱、醋	解毒消炎、润燥平胃
黄瓜 + 醋、花生米、大蒜	开胃消食、清热解毒
黄瓜 + 木耳、青红椒	减压降脂、排毒减肥

选购黄瓜小贴士

1. 黄瓜尾部含有较多的苦味素，可辅助降低癌症风险，所以不要把黄瓜尾部全部丢掉。

2. 熟吃黄瓜最好是直接将黄瓜煮食，虽然口味一般，但能保留其营养价值，且能缓解夏季浮肿现象。

3. 吃煮黄瓜最合适的时间是在晚饭前，因为煮黄瓜具有很强的排毒作用，会把吃饭后吸收的食物脂肪、盐分等一同排出体外。

黄瓜芹菜汁

安神助眠、减肥瘦身

制作指导
芹菜榨汁前也可先焯水，其熟软后可节省榨汁时间。

原料
黄瓜100克，芹菜60克

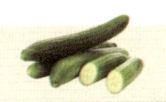

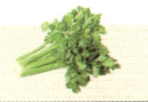

调料
蜂蜜10毫升

做法
1. 洗净的芹菜切成粒。
2. 洗好的黄瓜切成条，改切成丁。
3. 取榨汁机，选择搅拌刀座组合，倒入黄瓜、芹菜。
4. 加入适量白开水。
5. 盖上盖，选择"榨汁"功能，榨取蔬菜汁。
6. 揭开盖，加入适量蜂蜜。
7. 盖上盖，再次选择"榨汁"功能，搅拌均匀。
8. 揭盖，将蔬菜汁倒入杯中即可。

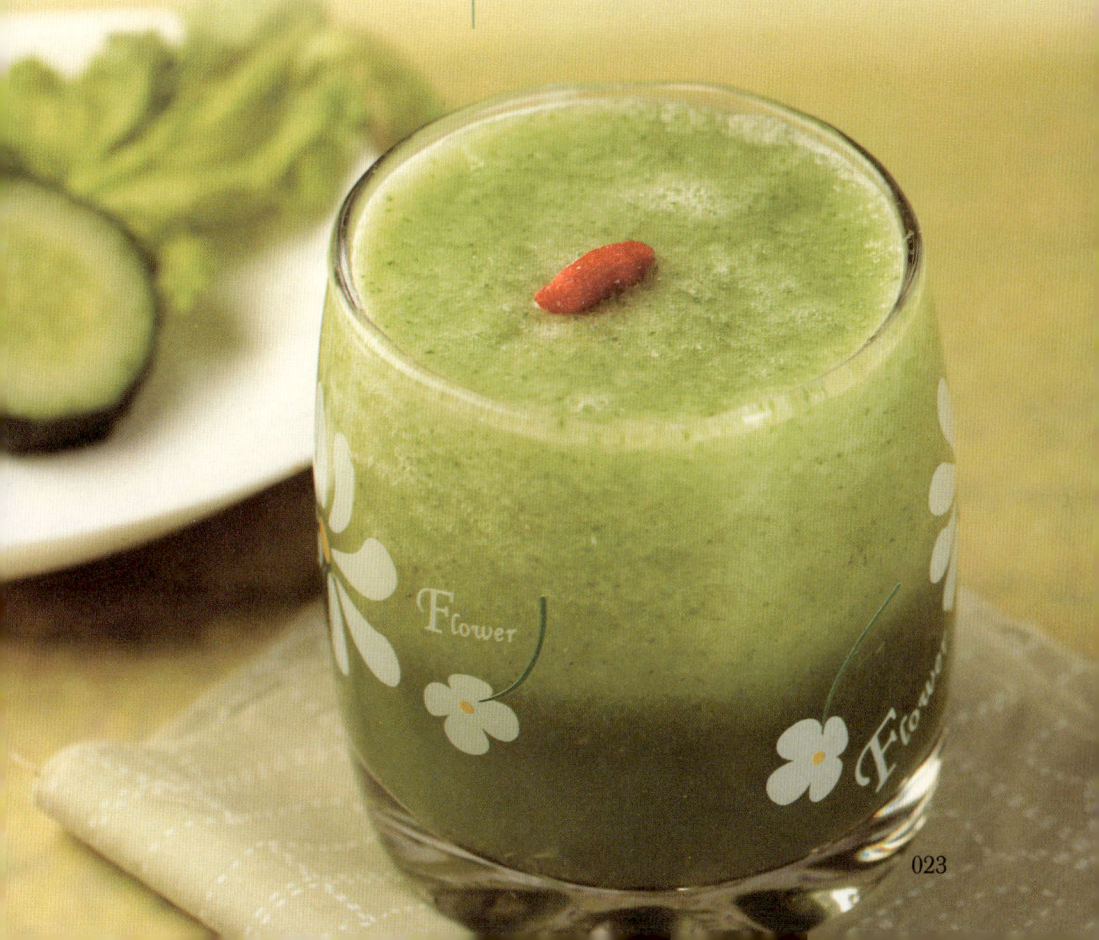

黄瓜柠檬汁

降低血压、解腻开胃

制作指导
黄瓜含有大量水分，矿泉水可以少加一些。

🥬 原 料
黄瓜120克，柠檬70克

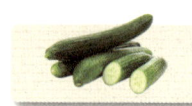

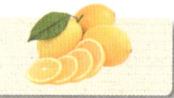

🫙 调 料
蜂蜜10毫升

🥄 做 法
1. 洗净的黄瓜切成条，改切成丁。
2. 洗净的柠檬去皮，去籽，切成片。
3. 取榨汁机，选择搅拌刀座组合，把黄瓜、柠檬片倒入搅拌杯中。
4. 注入适量矿泉水，盖好盖子。
5. 选择"榨汁"功能，榨取蔬果汁。
6. 揭开盖，加入适量蜂蜜，盖上盖，搅拌均匀。
7. 把蔬果汁倒入杯中即成。

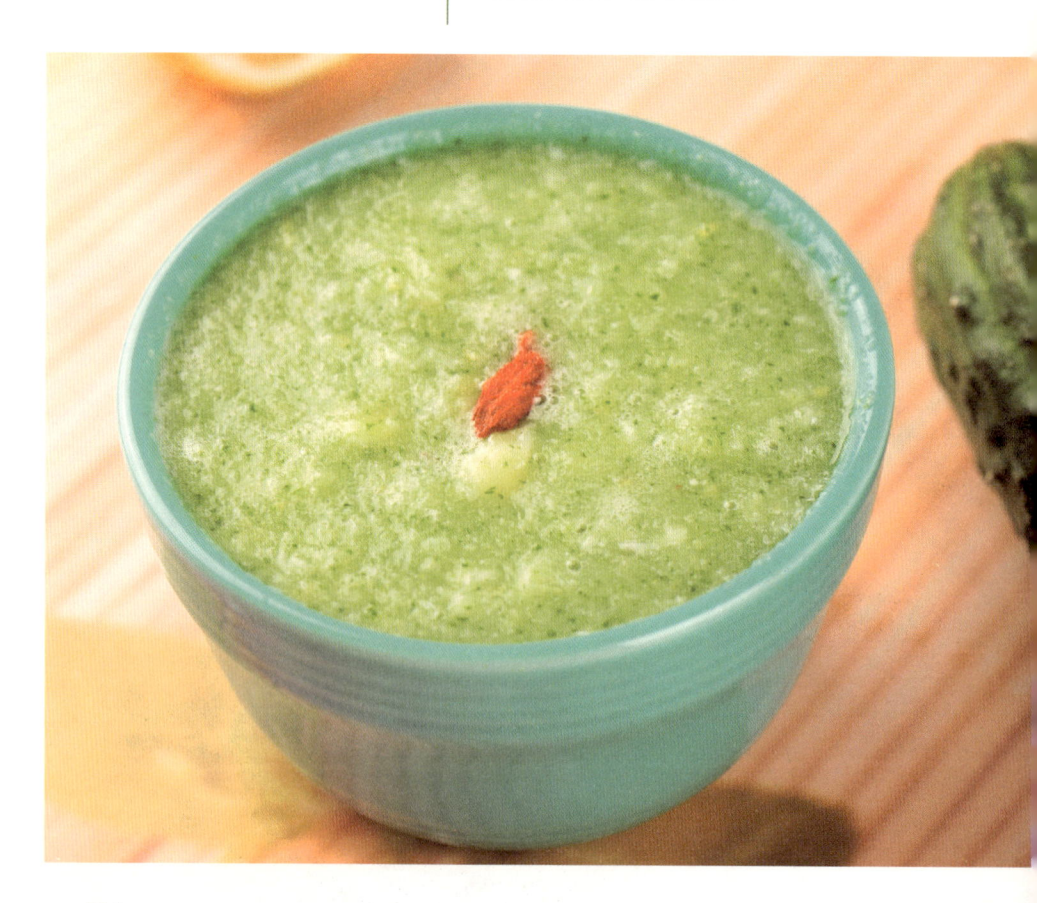

促进排毒

莴笋

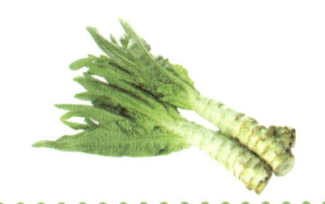

莴笋含有钙、磷、铁、氟、胡萝卜素、维生素等营养成分，具有促进骨骼生长发育、增进食欲、保护牙齿等作用。

莴笋的营养价值与作用

1. 开通疏利、消积下气

莴笋味道清新且略带苦味，可刺激消化酶分泌，增进食欲；其乳状浆液可增强胃液、消化腺的分泌和胆汁的分泌，从而促进各消化器官的功能。

2. 强壮机体

莴笋含有多种维生素和矿物质，有调节神经系统功能的作用；富含人体可吸收的铁元素，对缺铁性贫血病人十分有利。

3. 宽肠通便

莴笋含有大量植物纤维素，能促进肠壁蠕动，帮助大便排泄。

最佳营养搭配

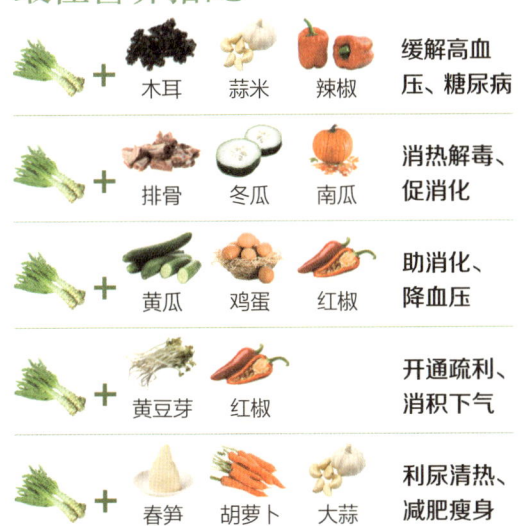

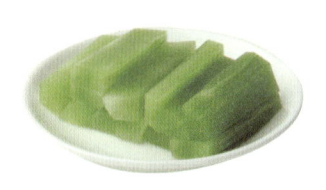

莴笋 +	木耳	蒜米	辣椒	缓解高血压、糖尿病
莴笋 +	排骨	冬瓜	南瓜	消热解毒、促消化
莴笋 +	黄瓜	鸡蛋	红椒	助消化、降血压
莴笋 +	黄豆芽	红椒		开通疏利、消积下气
莴笋 +	春笋	胡萝卜	大蒜	利尿清热、减肥瘦身

购买莴笋小贴士

莴笋一般以粗短条顺，不弯曲，大小整齐；皮薄，质脆，水分充足，笋条不蔫萎，不空心，表面无锈斑；不带黄叶、烂叶，不老、不抽薹；整修洁净，无泥土者品质最佳。

莴笋菠萝蜂蜜汁

补钙、健胃润肠

制作指导

焯煮莴笋的时间不要太久，以免破坏其营养成分。

原料
菠萝肉180克，莴笋65克

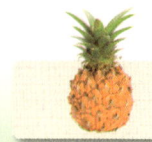

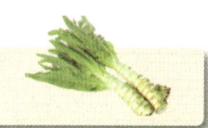

调料
蜂蜜20毫升

做法
1. 锅中注入适量清水，用大火烧开。
2. 放入洗净去皮的莴笋，煮约1分30秒。
3. 捞出莴笋，沥干水分，放凉后切成小块。
4. 把洗好的菠萝切成小块。
5. 取榨汁机，选择搅拌刀座组合，倒入莴笋、菠萝肉。
6. 加入少许蜂蜜，注入适量纯净水，盖上盖。
7. 选择"榨汁"功能，榨取蔬果汁。
8. 断电后，蔬果汁倒入杯中即可。

菠萝

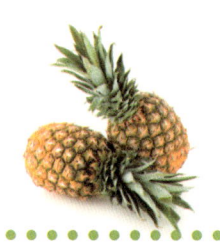

菠萝含有果糖、葡萄糖、维生素、柠檬酸、蛋白酶、磷等营养成分，具有健胃消食、补脾止泻、止渴解烦等作用。

菠萝的营养价值与作用

1. 消除水肿

菠萝蛋白酶能溶解阻塞于组织中的纤维蛋白和血凝块，改善局部的血液循环，对消除炎症和水肿有一定的作用。

2. 减肥

菠萝富含果汁，能促进脂肪分解，可以每天在食物中搭配食用菠萝或饮用菠萝汁，但切忌过量食用。

3. 美容养颜

菠萝中的维生素B含量丰富，能有效滋润皮肤，防止干燥；还能滋养头发，使头发有光泽。

4. 促进食欲

菠萝含有酸丁酯，具有刺激唾液分泌及促进食欲的作用。

最佳营养搭配

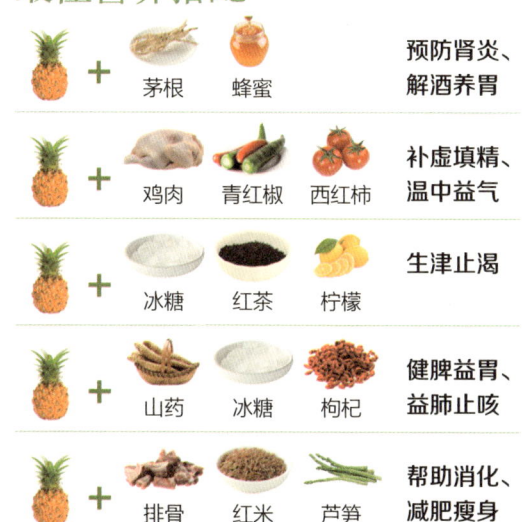

菠萝 +	茅根、蜂蜜	预防肾炎、解酒养胃
菠萝 +	鸡肉、青红椒、西红柿	补虚填精、温中益气
菠萝 +	冰糖、红茶、柠檬	生津止渴
菠萝 +	山药、冰糖、枸杞	健脾益胃、益肺止咳
菠萝 +	排骨、红米、芦笋	帮助消化、减肥瘦身

菠萝的存储和食用

菠萝在6~10℃下保存时，果皮会变色，果肉也会成水浸状，故不要放进冰箱储藏，应在阴凉通风处避光储存。

菠萝含有刺激作用的甙类物质和菠萝蛋白酶，故应将果皮和果刺修净，在稀盐水或糖水中浸泡片刻再吃。

菠萝木瓜汁

开胃消食、改善腹胀

制作指导

果汁榨好后用滤网过滤一遍再饮用，口感会更好。

原料

菠萝肉180克，木瓜60克，牛奶300毫升

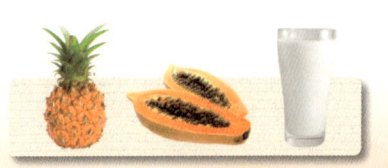

做法

1. 洗净的木瓜切开，去瓤，去皮，再切成小块。
2. 菠萝肉切开，再切成小丁块。
3. 取榨汁机，选择搅拌刀座组合。
4. 倒入木瓜、菠萝肉，注入牛奶。
5. 盖好盖，选择"榨汁"功能，榨取果汁。
6. 断电后，榨好的果汁倒入杯中即可。

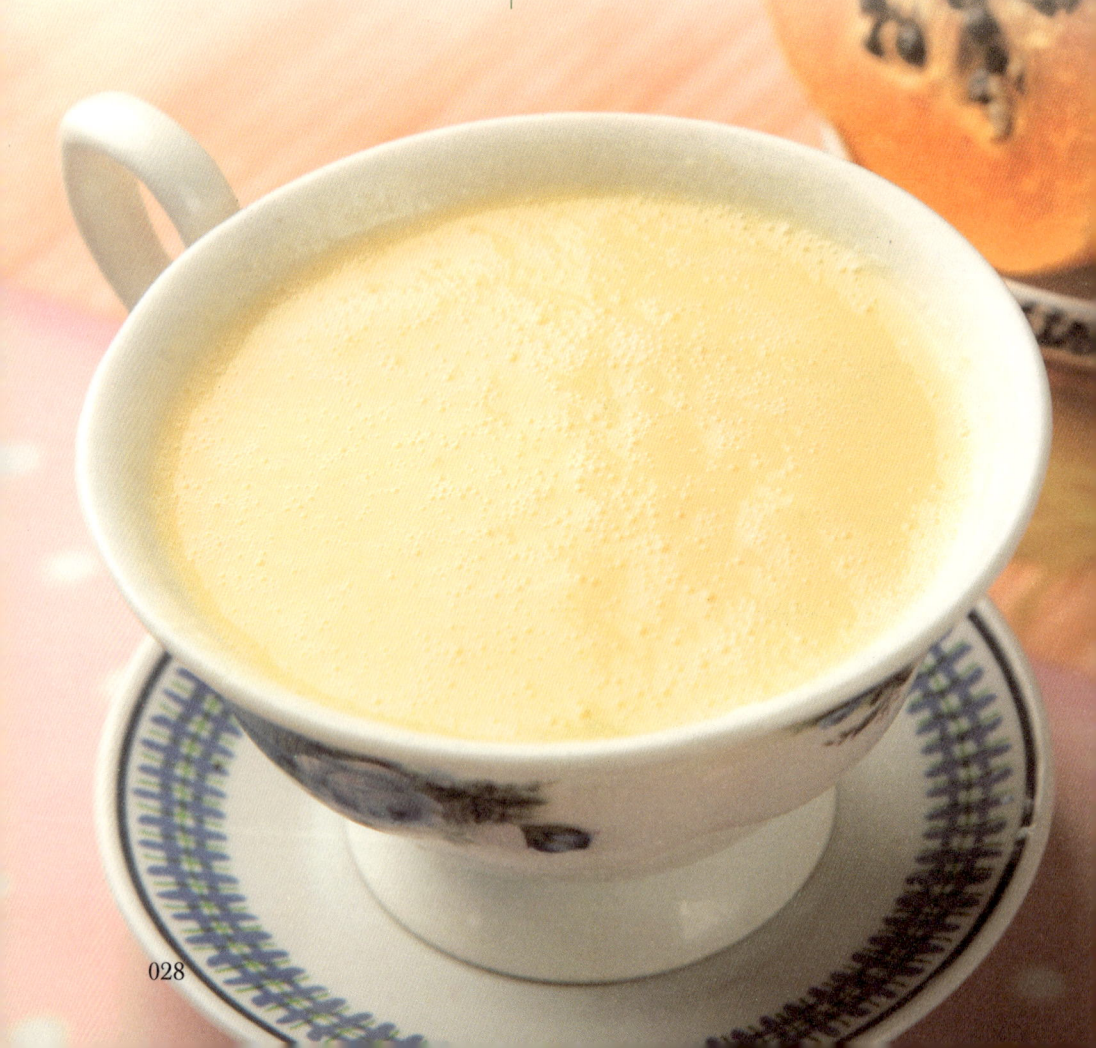

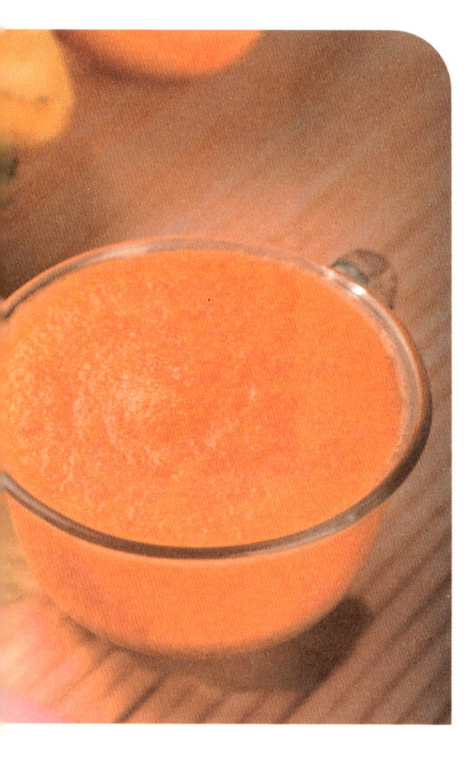

胡萝卜菠萝苹果汁

减肥瘦身

● 原 料

胡萝卜100克，菠萝100克，苹果110克

● 做 法

1. 胡萝卜洗净去皮，切成丁；苹果切瓣，去核，切小块。
2. 菠萝去皮，去芯，切小块。
3. 取榨汁机，选择搅拌刀座组合，倒入胡萝卜、菠萝、苹果，加入适量矿泉水。
4. 盖上盖子，选择"榨汁"功能，榨取蔬果汁。
5. 把榨好的蔬果汁倒入杯中即可。

鲜榨菠萝汁

润肠通便

● 原 料

菠萝肉270克

● 做 法

1. 将用盐水浸泡过的菠萝肉切小丁块。
2. 取榨汁机，选择搅拌刀座组合，放入部分菠萝块。
3. 选择"榨汁"功能，榨出汁水。
4. 分两次倒入余下的果肉，榨取菠萝汁。
5. 将榨好的菠萝汁倒入杯中即可。

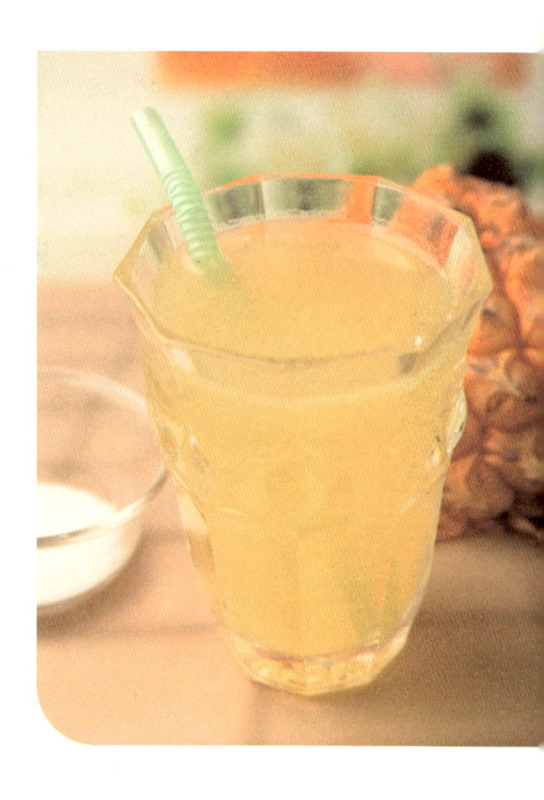

黄瓜菠萝汁

瘦身排毒、利尿消肿

制作指导

切好的菠萝用淡盐水浸泡一会儿，能减轻果汁的酸味。

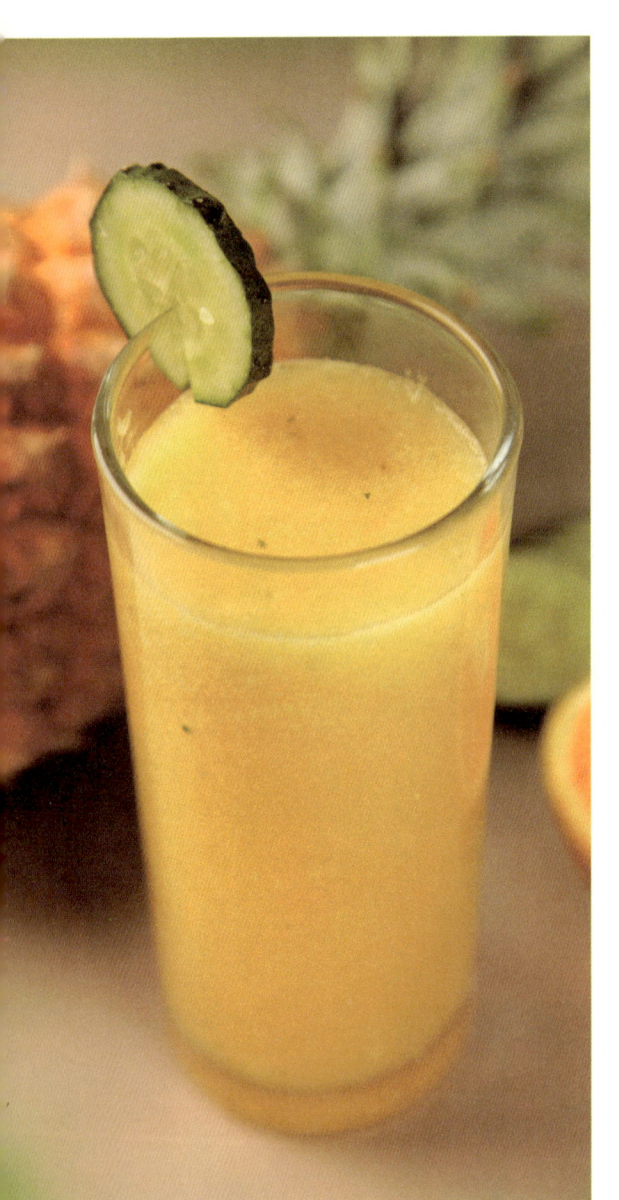

原料

菠萝肉100克，黄瓜70克，橙子肉60克

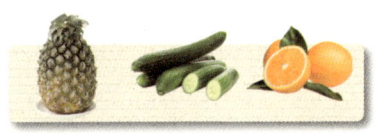

做法

1. 把用盐水泡过的菠萝肉切小块。
2. 洗净的黄瓜切小块。
3. 橙子肉切小块。
4. 取榨汁机，选择搅拌刀座组合，倒入切好的食材，注入适量纯净水。
5. 盖好盖子，选择"榨汁"功能，榨取蔬果汁。
6. 断电后，将蔬果汁倒入杯中即成。

知识点

菠萝中的维生素C含量很高，可以清除肠道中的自由基，从而有助于降血压。

菠萝排毒果汁

瘦身排毒

制作指导
柠檬汁的味道很酸，饮用时可多加些蜂蜜。

原料
菠萝肉75克，胡萝卜85克，柠檬汁30毫升

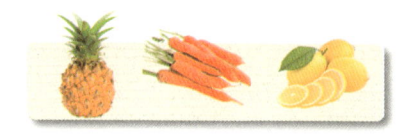

调料
蜂蜜25毫升

做法
1. 将用盐水泡过的菠萝肉切小块。
2. 洗净去皮的胡萝卜切小块。
3. 取榨汁机，选择搅拌刀座组合，倒入胡萝卜和菠萝肉。
4. 加入柠檬汁，注入适量纯净水，盖好盖子。
5. 选择"榨汁"功能，榨取蔬果汁。
6. 将蔬果汁倒入杯中，加入少许蜂蜜，拌匀即可。

知识点
菠萝含有多种营养成分，具有促进血液循环、健胃消食、补脾止泻、清热解毒等作用。

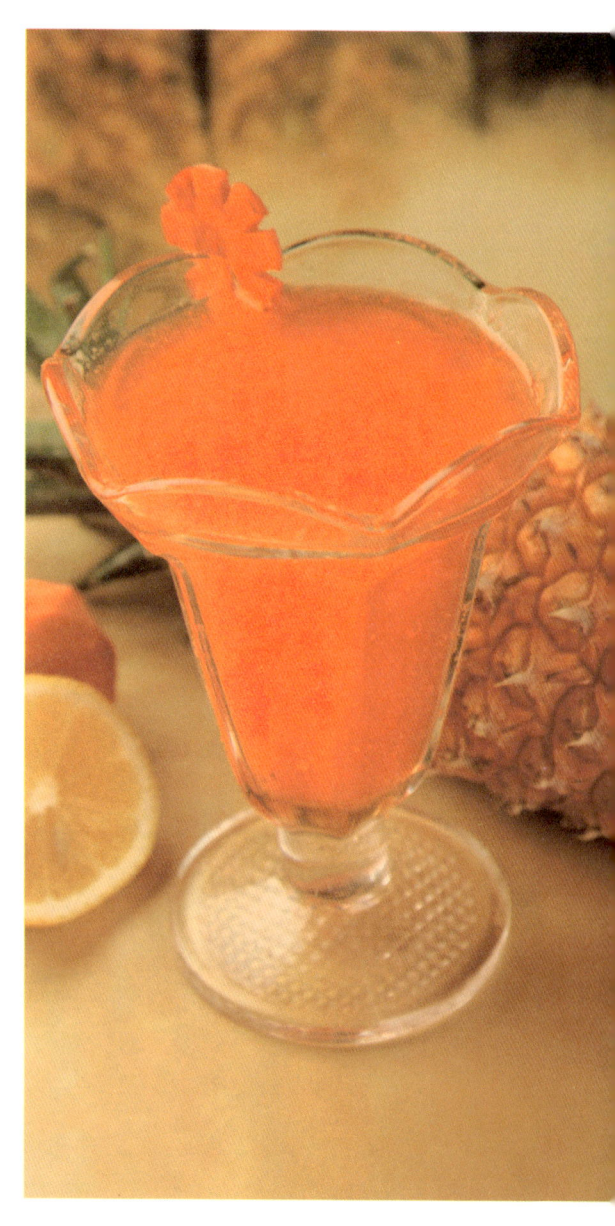

猕猴桃雪梨汁

养心润肺、改善便秘

制作指导
如果喜好甜味，可以增加白糖的量。

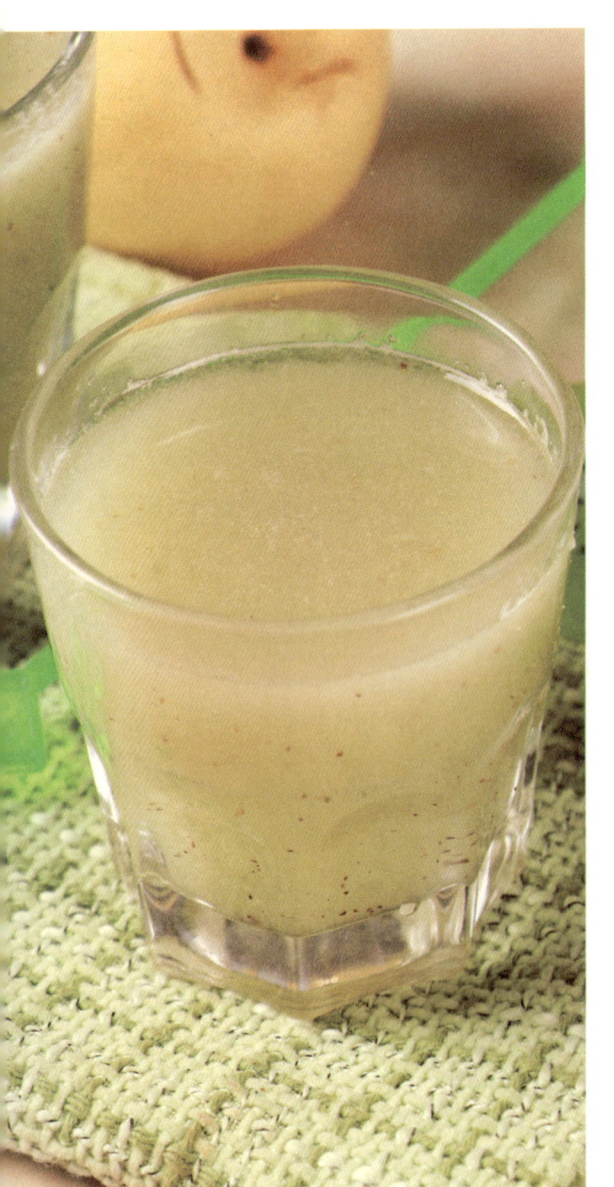

原 料
猕猴桃180克，雪梨250克

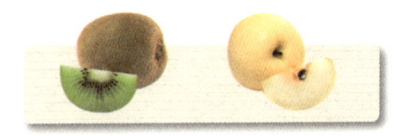

调 料
白糖2克

做 法
1. 将去皮的猕猴桃切成小块，去皮的雪梨切成小块。
2. 取榨汁机，选择搅拌刀座组合，倒入猕猴桃块、雪梨块。
3. 加入白糖。
4. 注入适量矿泉水。
5. 选择"榨汁"功能，开始榨汁。
6. 榨约30秒，即成果汁。
7. 断电后，将榨好的果汁倒入杯中即可。

知识点

雪梨含有苹果酸、柠檬酸、维生素B_1、维生素C、胡萝卜素等营养成分，具有养心润肺、止咳化痰、开胃消食等作用。

制作指导

切青椒时，最好将籽去除干净，以免影响饮品的口感。

五清排毒汁

降低血压、排毒降火

原料

苹果130克，苦瓜65克，西芹40克，黄瓜50克，青椒25克

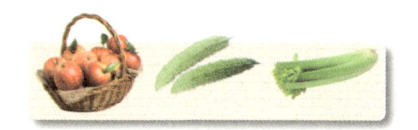

做法

1. 洗净的西芹切小段。
2. 洗好的黄瓜切条形，改切小块。
3. 洗净的苦瓜去瓤，再切小块。
4. 洗好的苹果切开，去核，切成小块。
5. 洗净的青椒切开，去籽，切小块。
6. 取榨汁机，选择搅拌刀座组合，倒入切好的食材。
7. 注入适量纯净水，盖好盖子。
8. 选择"榨汁"功能，榨取蔬果汁。
9. 断电后，榨好的蔬果汁倒入杯中即成。

知识点

西芹含有蛋白质、甘露醇、膳食纤维、维生素A、维生素B_1及钙、铁、磷等营养成分，具有促进胃肠蠕动、降血压、降血脂、镇静安神等作用。

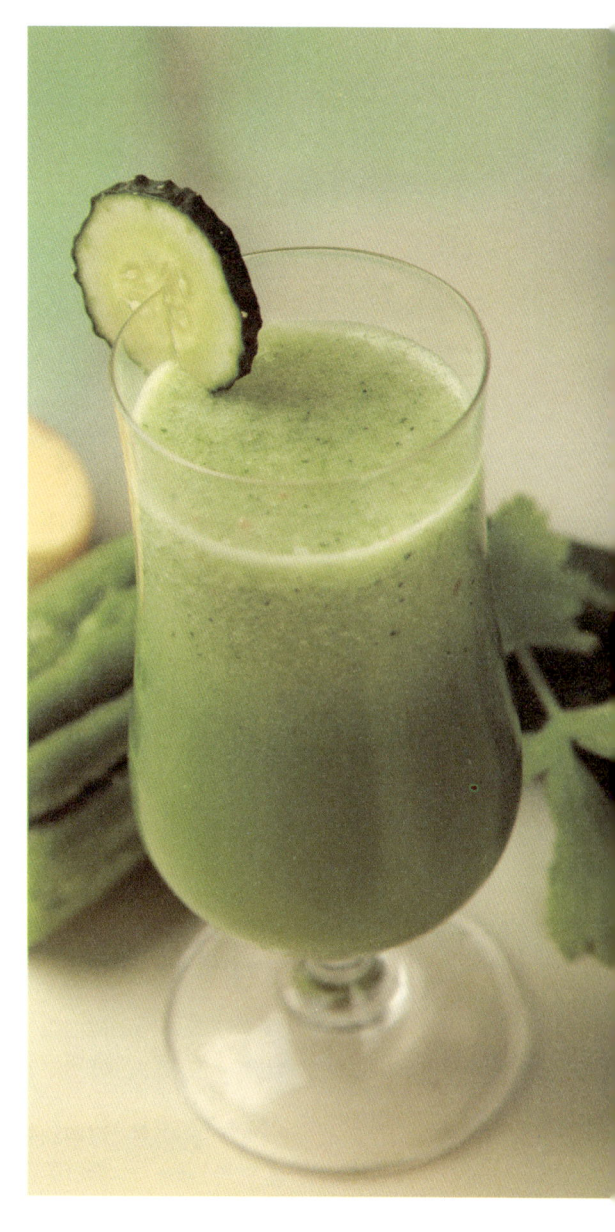

养颜美容

猕猴桃

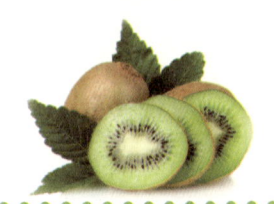

猕猴桃含有维生素、果胶、镁、钾等营养物质,有助于改善体内血液循环,稳定血压。

猕猴桃的营养价值与作用

1. 降低胆固醇
富含果胶,可降低血液中胆固醇浓度,预防心血管疾病。

2. 促消化
含有的膳食纤维可以帮助消化,防止便秘,清除体内有害代谢物。

3. 增强体质
含有的营养物质可明显提高机体活性,促进新陈代谢,增强体质。

最佳营养搭配

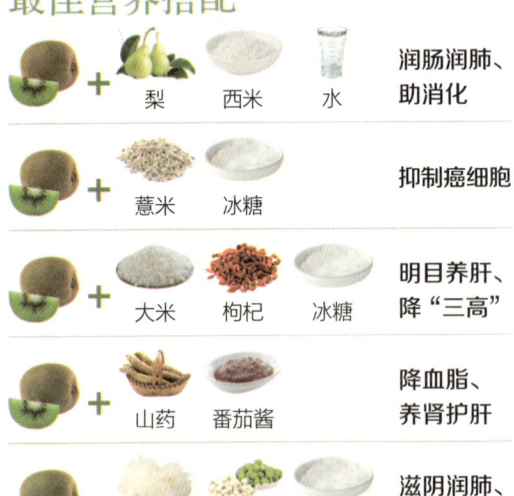

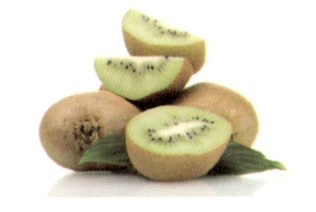

+ 梨、西米、水	润肠润肺、助消化
+ 薏米、冰糖	抑制癌细胞
+ 大米、枸杞、冰糖	明目养肝、降"三高"
+ 山药、番茄酱	降血脂、养肾护肝
+ 银耳、莲子、冰糖	滋阴润肺、润肤美白

选购猕猴桃小贴士

1. 看成熟度:要选择整体处于坚硬状态的果实。整体变软或局部有软点的,购买后要马上食用。

2. 看外表:有小块碰伤、有软点、有破损的都不能买。因为伤处会迅速变软变酸,甚至溃烂,严重影响猕猴桃的食用品质。

3. 看颜色:浓绿色果肉、味酸甜的为佳,维生素含量最高。

制作指导

若选用熟软的猕猴桃，可以不用去芯。

猕猴桃菠萝汁

降低血压、促进消化

原料

猕猴桃90克，菠萝100克

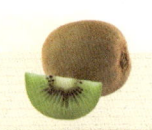

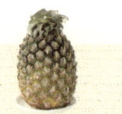

做法

1. 洗净的猕猴桃去皮，去芯，再切成瓣，改切成小块。
2. 洗净去皮的菠萝切成小块。
3. 取榨汁机，选择搅拌刀座组合，倒入猕猴桃、菠萝。
4. 加入适量矿泉水。
5. 盖上盖子，选择"榨汁"功能，榨取果汁。
6. 把榨好的果汁倒入杯中即可。

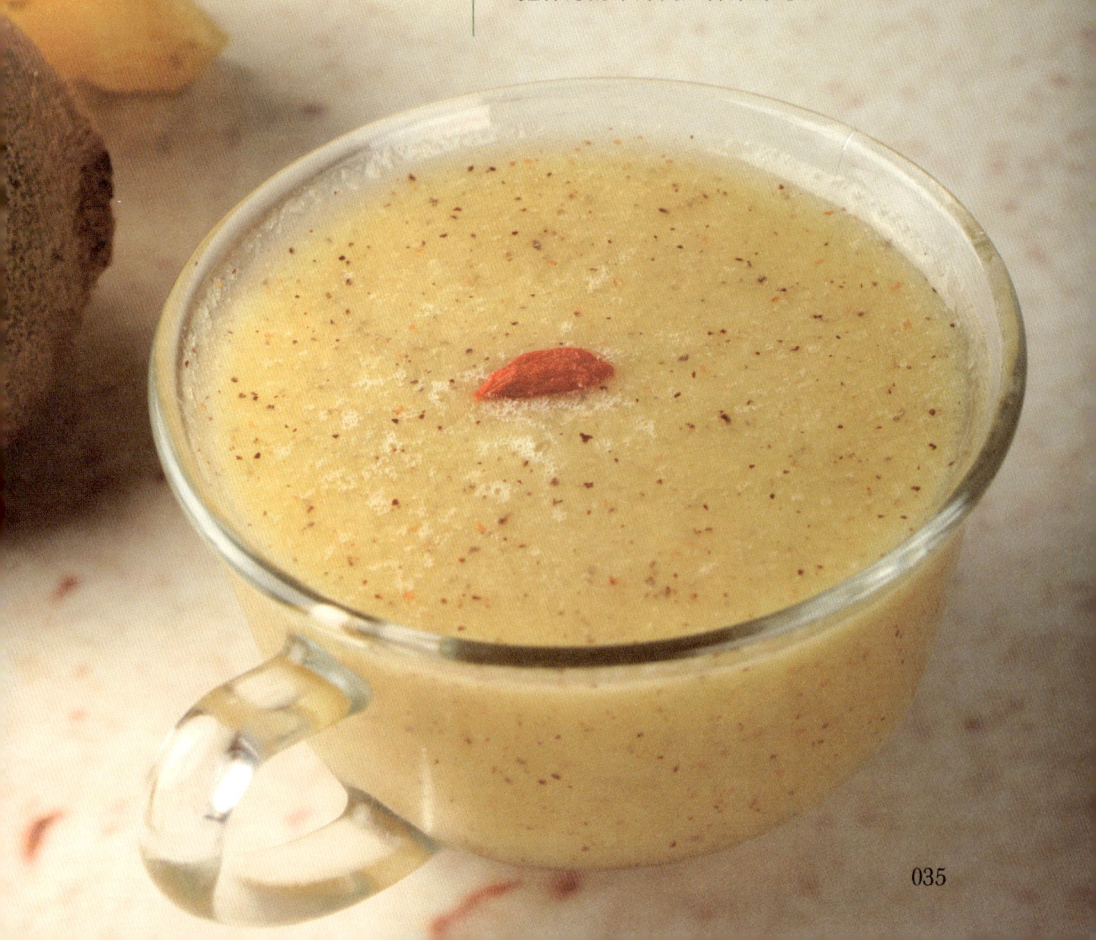

黄瓜猕猴桃汁

清热解毒、美容瘦身

制作指导

榨好的蔬果汁会有一些浮沫，撇去之后的口感会更好。

原料

黄瓜120克，猕猴桃150克

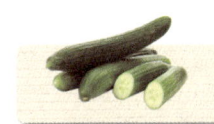

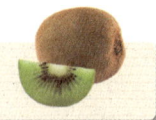

调料

蜂蜜15毫升

做法

1. 洗净的黄瓜切成条，再切成丁。
2. 洗净去皮的猕猴桃切成块。
3. 取榨汁机，选择搅拌刀座组合，将黄瓜、猕猴桃倒入搅拌杯中。
4. 加入适量纯净水，盖上盖子，选择"榨汁"功能，榨取蔬果汁。
5. 揭开盖子，加入适量蜂蜜，再选择"榨汁"功能，搅拌均匀。
6. 揭盖，将榨好的蔬果汁倒入杯中即可。

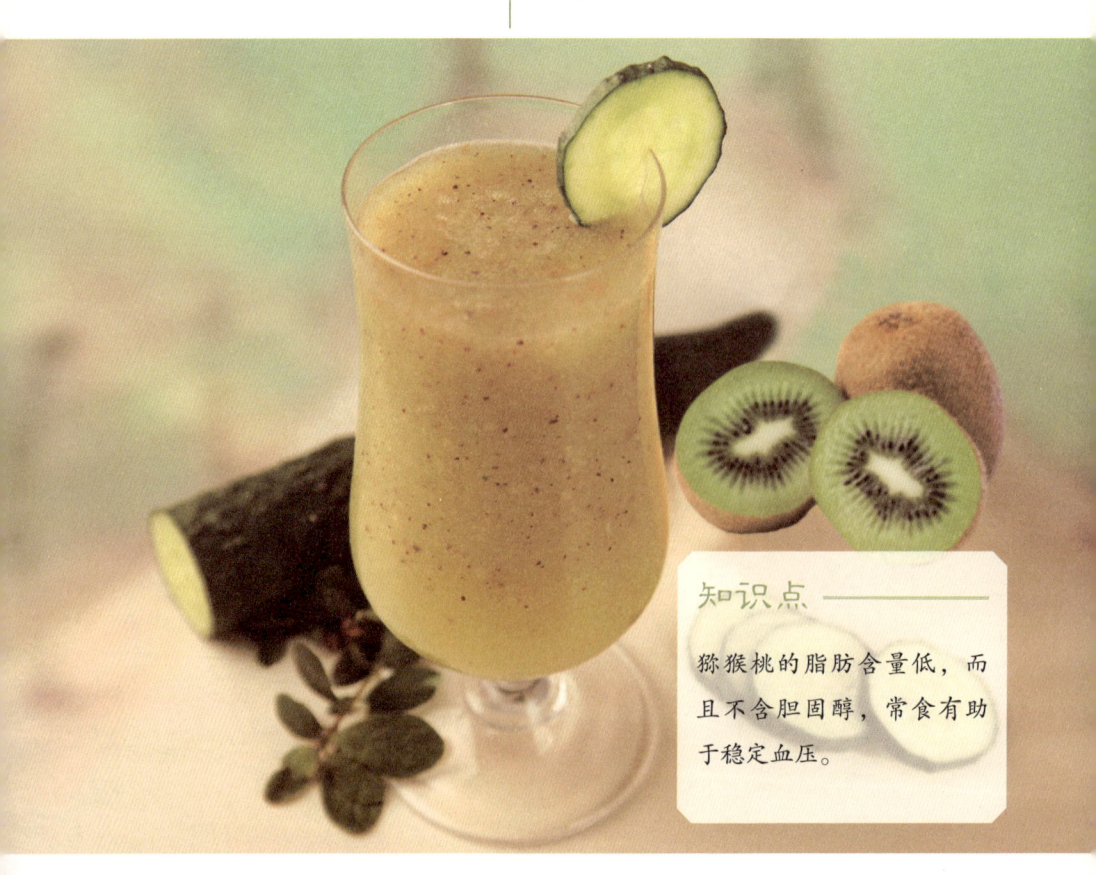

知识点

猕猴桃的脂肪含量低，而且不含胆固醇，常食有助于稳定血压。

猕猴桃汁

清热生津、健脾止泻

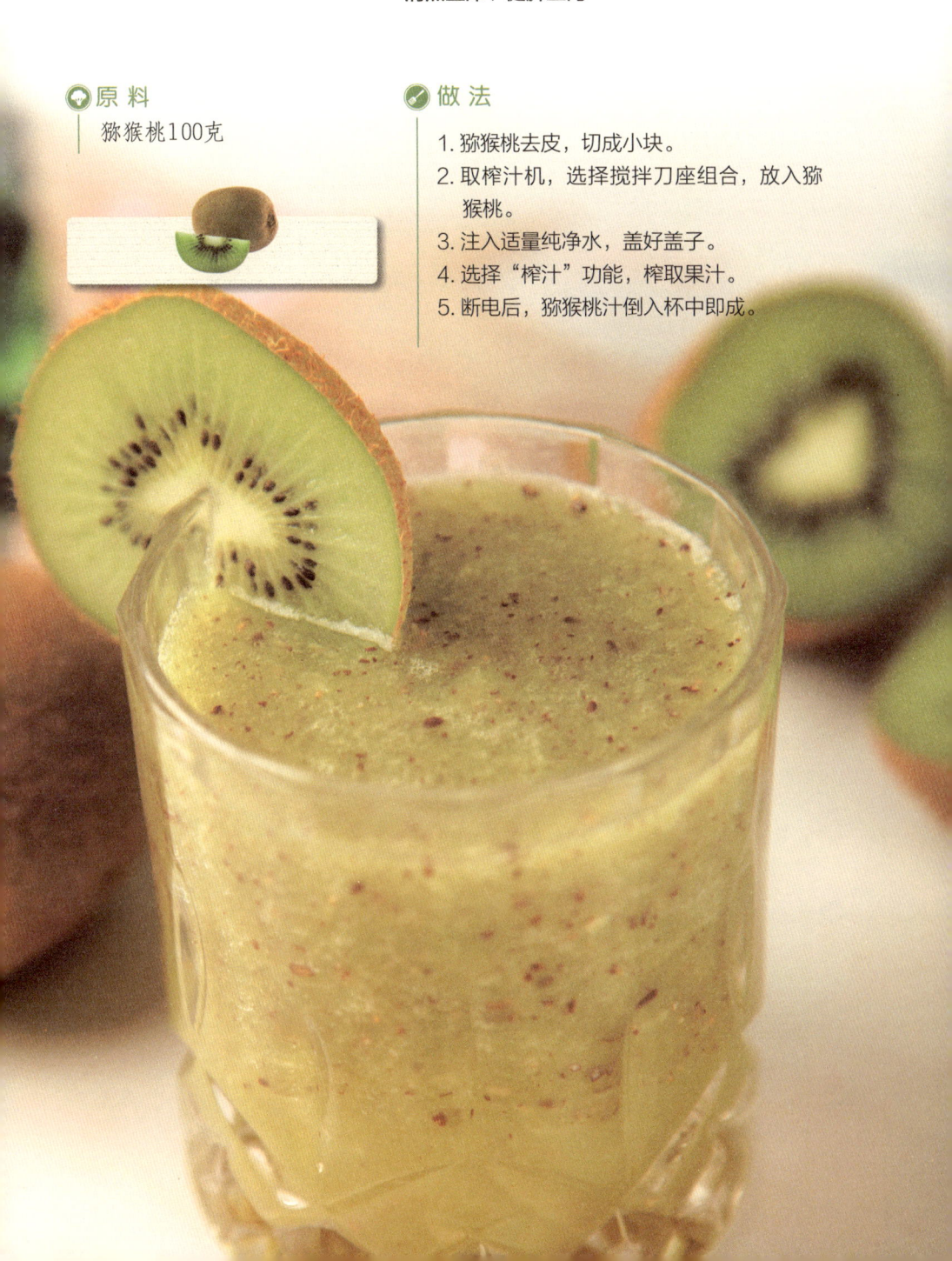

原料
猕猴桃100克

做法
1. 猕猴桃去皮，切成小块。
2. 取榨汁机，选择搅拌刀座组合，放入猕猴桃。
3. 注入适量纯净水，盖好盖子。
4. 选择"榨汁"功能，榨取果汁。
5. 断电后，猕猴桃汁倒入杯中即成。

木瓜

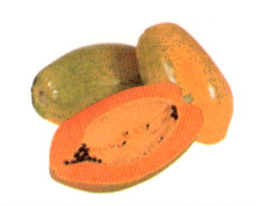

木瓜含有蛋白质、B族维生素、胡萝卜素、苹果酸、柠檬酸、钙、铁等营养成分，具有消暑解渴、润肺止咳、美容养颜等作用。

木瓜的营养价值与作用

1. 健脾消食
木瓜含有的酵素能消化蛋白质，有利于人体对食物进行消化和吸收。

2. 补充营养、提高抗病能力
木瓜含有多种维生素及多种人体所需的氨基酸，可有效补充人体的养分，增强机体的抗病能力。

3. 抗痨杀虫
含有的番木瓜碱和木瓜蛋白酶具有抗痨杀虫的作用。

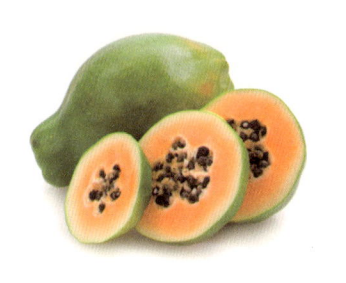

最佳营养搭配

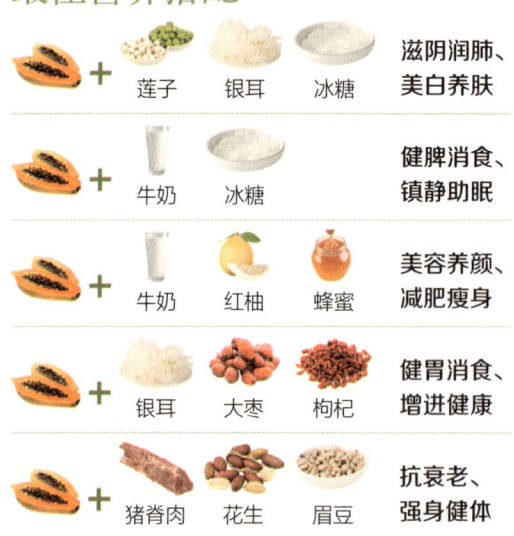

木瓜 +			功效
莲子	银耳	冰糖	滋阴润肺、美白养肤
牛奶	冰糖		健脾消食、镇静助眠
牛奶	红柚	蜂蜜	美容养颜、减肥瘦身
银耳	大枣	枸杞	健胃消食、增进健康
猪脊肉	花生	眉豆	抗衰老、强身健体

选购木瓜小贴士

木瓜买回当天就要吃的话，应选瓜身全都黄透的，轻按瓜肚有点软，就是熟透了。

买木瓜要选瓜肚大的，说明木瓜肉厚；看瓜蒂，新鲜摘下来的木瓜，瓜蒂会流出像牛奶一样的液汁；瓜身要光滑，没有摔、碰的痕迹，拿在手里坠手，说明汁水多。

制作指导

汁水中可加入少许柠檬汁或蜂蜜，能使风味更佳。

木瓜椰汁西米露

美容养颜、增进健康

原料

木瓜140克，水发西米120克，椰汁300毫升

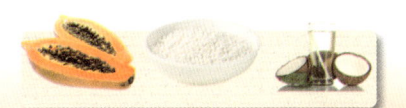

做法

1. 木瓜洗净去皮，去瓤，切成小丁块。
2. 砂锅中注入适量清水烧热，倒入西米，盖上盖，烧开后用小火煮约30分钟。
3. 揭开盖，倒出砂锅中的汤料，滤出西米，装碗待用。
4. 砂锅中注入适量清水烧热，倒入西米，拌匀。
5. 用大火煮沸，倒入椰汁，拌煮至汤汁浓稠。
6. 煮好的西米倒入碗中，放入木瓜即可。

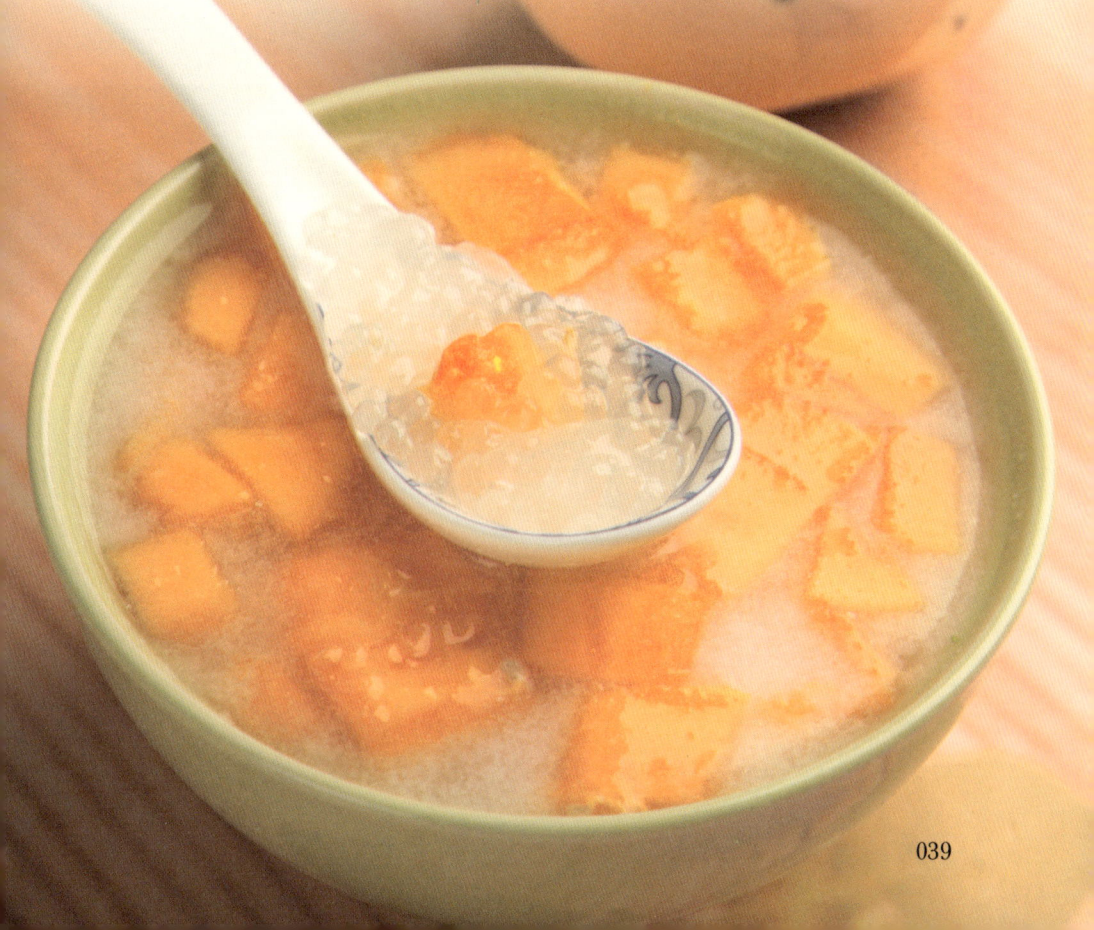

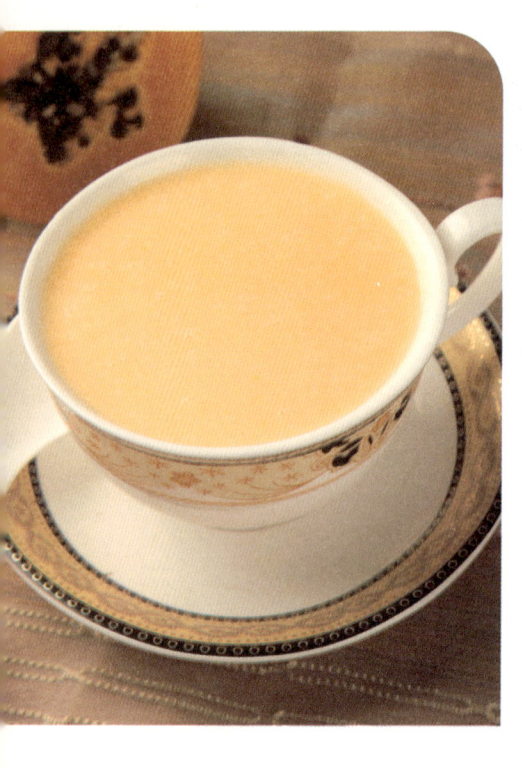

牛奶木瓜汁

增强免疫力、美容养颜

原料

木瓜75克，牛奶300毫升

做法

1. 洗净的木瓜切开，去除瓜瓤，去皮，再切成小块。
2. 取榨汁机，选择搅拌刀座组合。
3. 倒入木瓜，注入牛奶。
4. 盖上盖子，选择"榨汁"功能，榨取果汁。
5. 断电后，将榨好的果汁倒入杯中即可。

番荔枝木瓜汁

润肠通便、抗衰养颜

原料

番荔枝80克，木瓜90克

做法

1. 洗净的木瓜去皮，对半切开，去瓤，改切成薄片。
2. 洗好的番荔枝去皮，切条，改切成小块。
3. 取榨汁机，选择搅拌刀座组合，倒入番荔枝、木瓜，注入少许纯净水。
4. 选择"榨汁"功能，榨取果汁。
5. 断电后，榨好的果汁倒入杯中，去除浮沫后即可饮用。

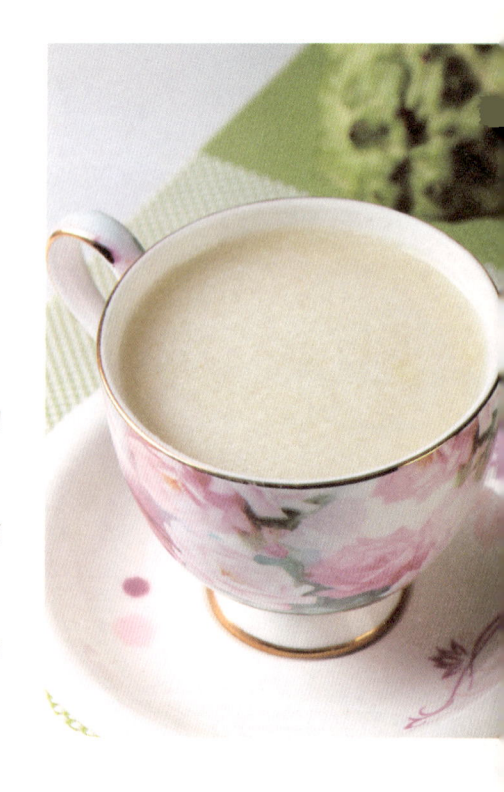

制作指导

香蕉切好后应立即榨汁，否则会氧化变黑。

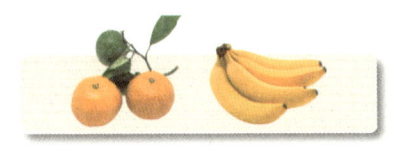

柑橘香蕉蜂蜜汁

润肠纤体、安神助眠

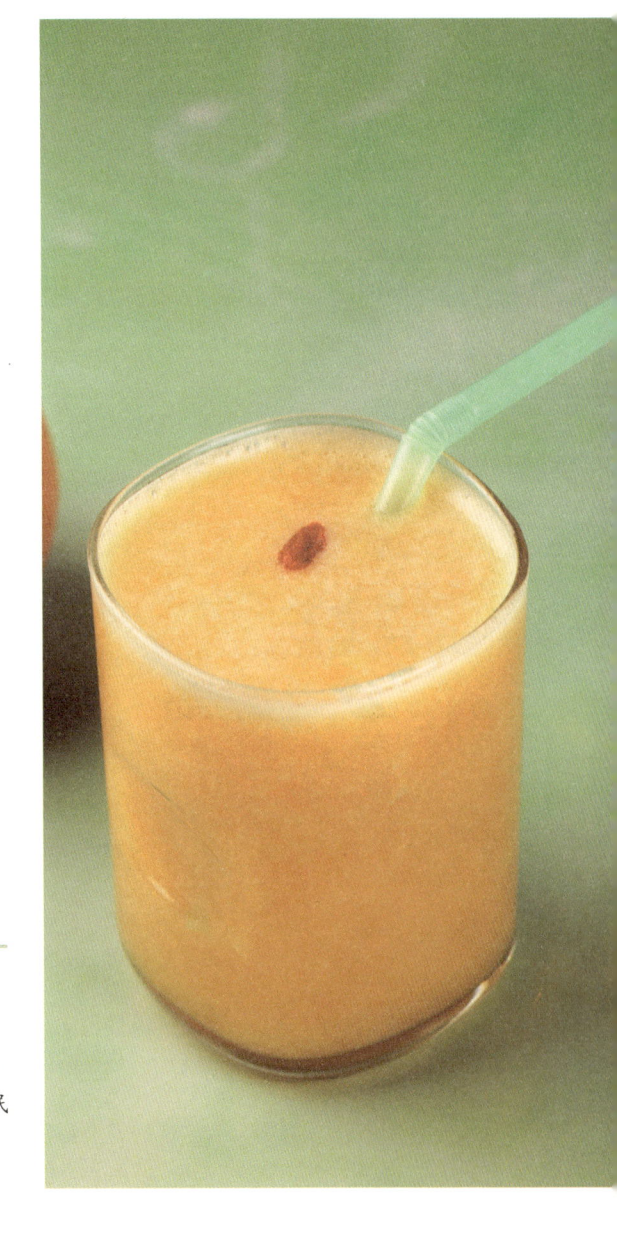

原料

柑橘100克，香蕉100克

调料

蜂蜜10毫升

做法

1. 香蕉去皮，把果肉切成小块。
2. 柑橘剥去皮，掰成瓣。
3. 取榨汁机，选择搅拌刀座组合，倒入柑橘、香蕉，加入适量白开水。
4. 盖上盖，选择"榨汁"功能，榨取果汁。
5. 揭开盖，加入适量蜂蜜。
6. 盖上盖，再次选择"榨汁"功能，搅拌均匀。
7. 揭盖，把果汁倒入杯中即可。

知识点

香蕉含有蛋白质、粗纤维、胡萝卜素、维生素、钙、磷、铁、钾等营养成分，能调节人的情绪，有一定的安神助眠作用。

蓝莓

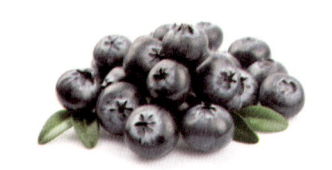

蓝莓含有氨基酸、花青素、维生素E、铁等营养成分，具有保护视力、促进血液循环、稳定血压等作用。

蓝莓的营养价值与作用

1. 保护眼睛、增强视力

蓝莓中的花青素可促进视网膜细胞中视紫质的再生成，从而起到保护视力的作用。

2. 辅助降低血压

蓝莓含有丰富的维生素C以及类黄酮等多种微量元素，能够起到降低血液黏稠度的作用，可以辅助降低血压。

3. 抗癌功能

蓝莓中的花青素是非常强的抗氧化剂，可以帮助预防动脉内斑块的形成，减低患癌的可能性。

最佳营养搭配

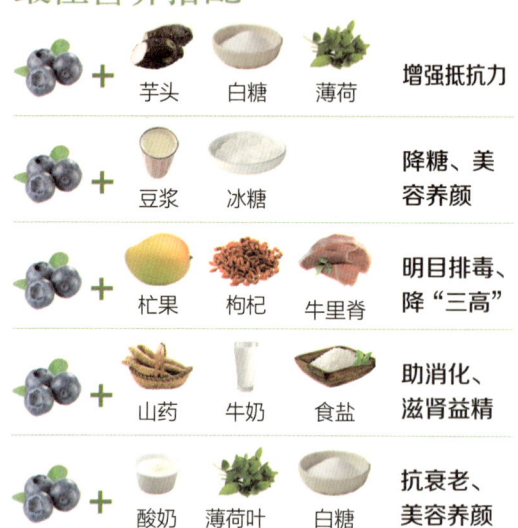

蓝莓 + 芋头 + 白糖 + 薄荷	增强抵抗力
蓝莓 + 豆浆 + 冰糖	降糖、美容养颜
蓝莓 + 杧果 + 枸杞 + 牛里脊	明目排毒、降"三高"
蓝莓 + 山药 + 牛奶 + 食盐	助消化、滋肾益精
蓝莓 + 酸奶 + 薄荷叶 + 白糖	抗衰老、美容养颜

存储蓝莓小贴士

蓝莓为浆果型，耐贮性较强，在室内18~26℃的条件下，采用小包装可保存两周不变风味。如低温保存，保鲜期更长，可达3个月左右。

若在当地农场购买大量蓝莓，放在冰箱冷冻至冻结后移入密封容器内，冷藏至食用时再取出，至少可存1年。

制作指导

水不要加太多，以免果汁的味道太淡。

蓝莓葡萄汁

保护视力、排毒养颜

原料

葡萄30克，蓝莓20克

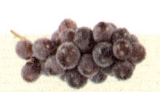

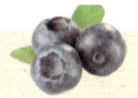

做法

1. 取榨汁机，选择搅拌刀座组合。
2. 倒入洗净的蓝莓、葡萄。
3. 倒入适量纯净水。
4. 盖上盖，选择"榨汁"功能，榨取果汁。
5. 将榨好的果汁倒入杯中即可。

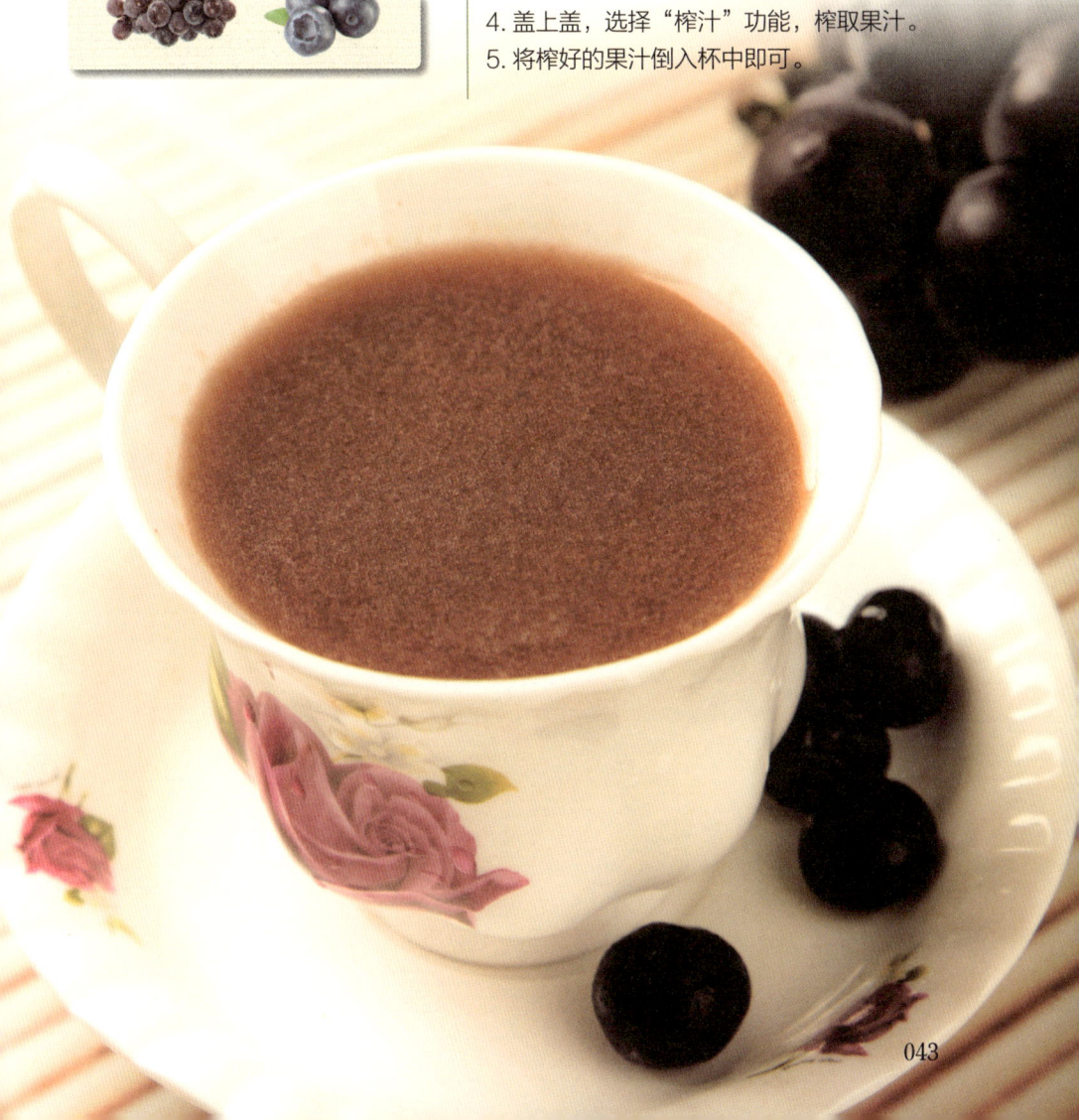

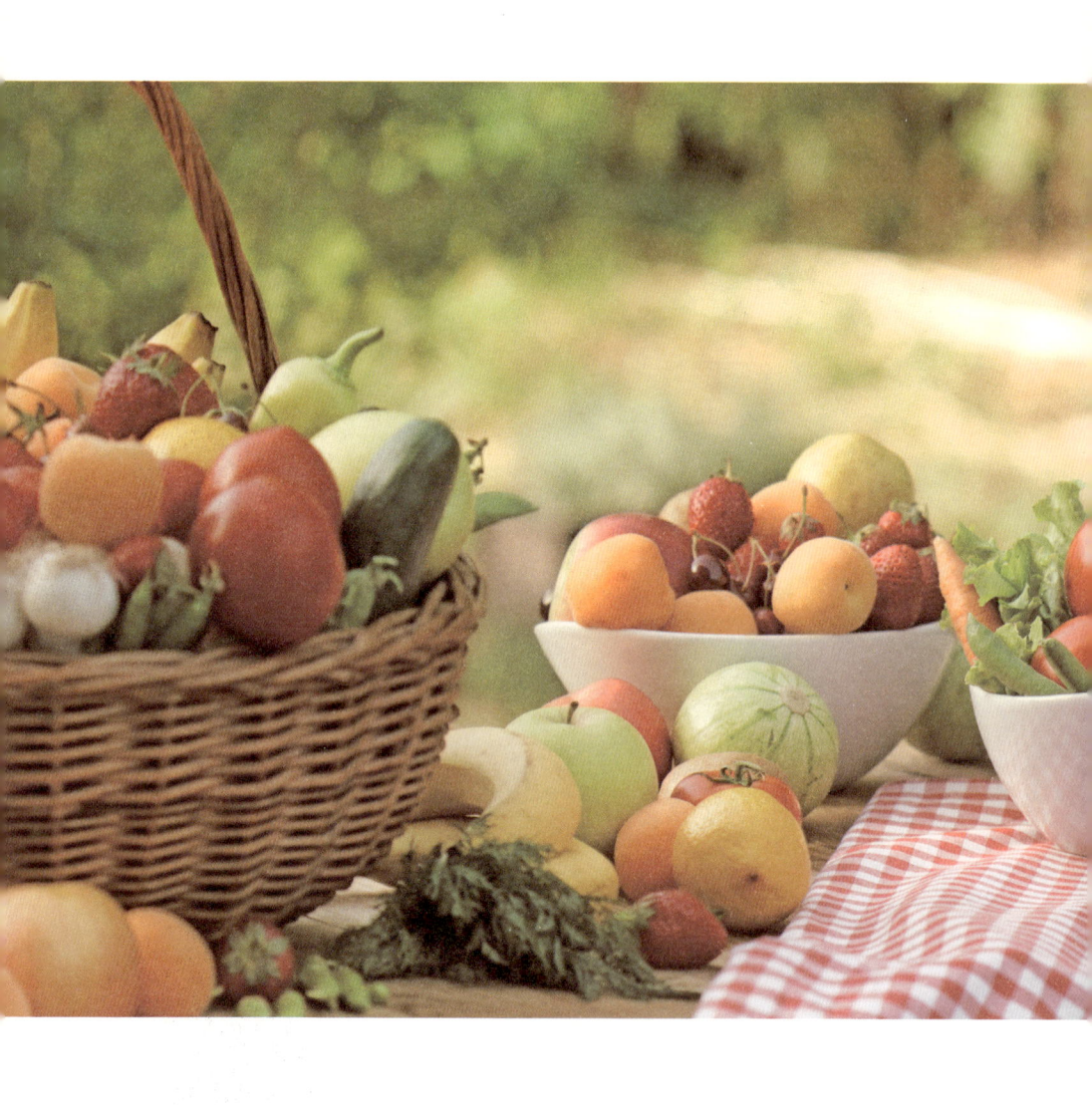

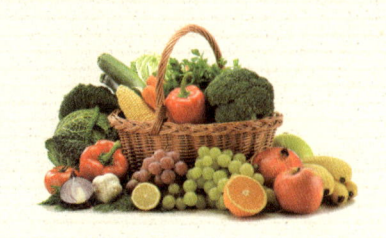

Part 3

35道瘦身蔬果汁，让你越喝越苗条

　　拥有苗条的身材是时下女士们关注的话题和目标，减肥不仅关系到靓丽的外形，也关系到每一个人的健康。

　　不要小看生活中常见的蔬菜水果，吃对了，不仅可以减肥瘦身，还能美容养颜。本章精选35道瘦身蔬果汁，多种搭配，口味多变，总有一款适合你！每天一杯，随你口味、随你心情，喝出新意与健康，喝出美丽与苗条！

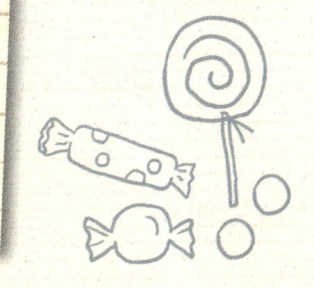

利水消肿，纤细四肢

冬瓜

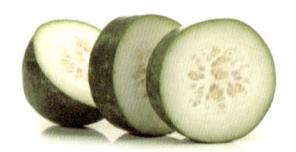

冬瓜含有蛋白质、叶酸、膳食纤维、维生素A、维生素E、钙、磷、钾等营养成分，具有减肥、美容、利尿、保护肝肾等作用。

冬瓜的营养价值与作用

1. 减肥降脂

冬瓜含有的膳食纤维具有改善血糖水平、降低体内胆固醇等作用。冬瓜中含有的丙醇二酸能控制体内糖类转化为脂肪，适合减肥人士食用。

2. 利尿消肿

含有的钾元素可以帮助排出体内多余的钠离子，从而减轻水肿症状。

3. 润肤美容

冬瓜籽可以抑制体内黑色素的沉积，具有良好的润肤美容作用。

最佳营养搭配

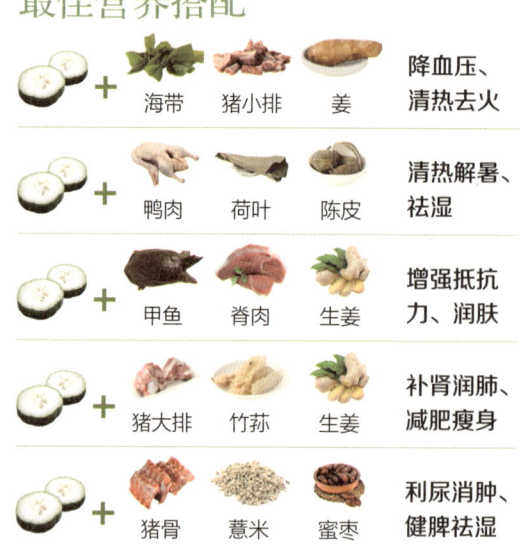

冬瓜 +	海带	猪小排	姜	降血压、清热去火
冬瓜 +	鸭肉	荷叶	陈皮	清热解暑、祛湿
冬瓜 +	甲鱼	脊肉	生姜	增强抵抗力、润肤
冬瓜 +	猪大排	竹荪	生姜	补肾润肺、减肥瘦身
冬瓜 +	猪骨	薏米	蜜枣	利尿消肿、健脾祛湿

冬瓜的食用和存储

冬瓜性凉，不宜生食。

冬瓜是一种解热利尿比较理想的食物，连皮一起煮汤，效果更明显。

冬瓜与肉煮汤时，冬瓜必须后放，然后用小火慢炖，可以防止冬瓜过于熟烂。

冬瓜喜温耐热，可直接放在通风处保存。

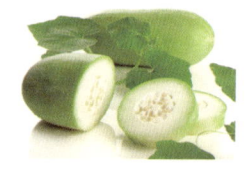

苹果冬瓜紫薯汁

清热解暑、促进消化

制作指导

根据个人口味不同，苹果和梨可去皮，也可不去皮。

原料

冬瓜100克，苹果75克，梨85克，紫薯40克

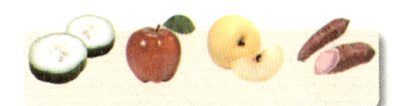

做法

1. 将洗净的梨和苹果切成小块，洗净去皮的冬瓜、紫薯切成小块。
2. 取榨汁机，选择搅拌刀座组合，倒入切好的食材。
3. 注入适量纯净水，盖好盖子。
4. 选择"榨汁"功能，榨取蔬果汁。
5. 断电后，蔬果汁倒入杯中即成。

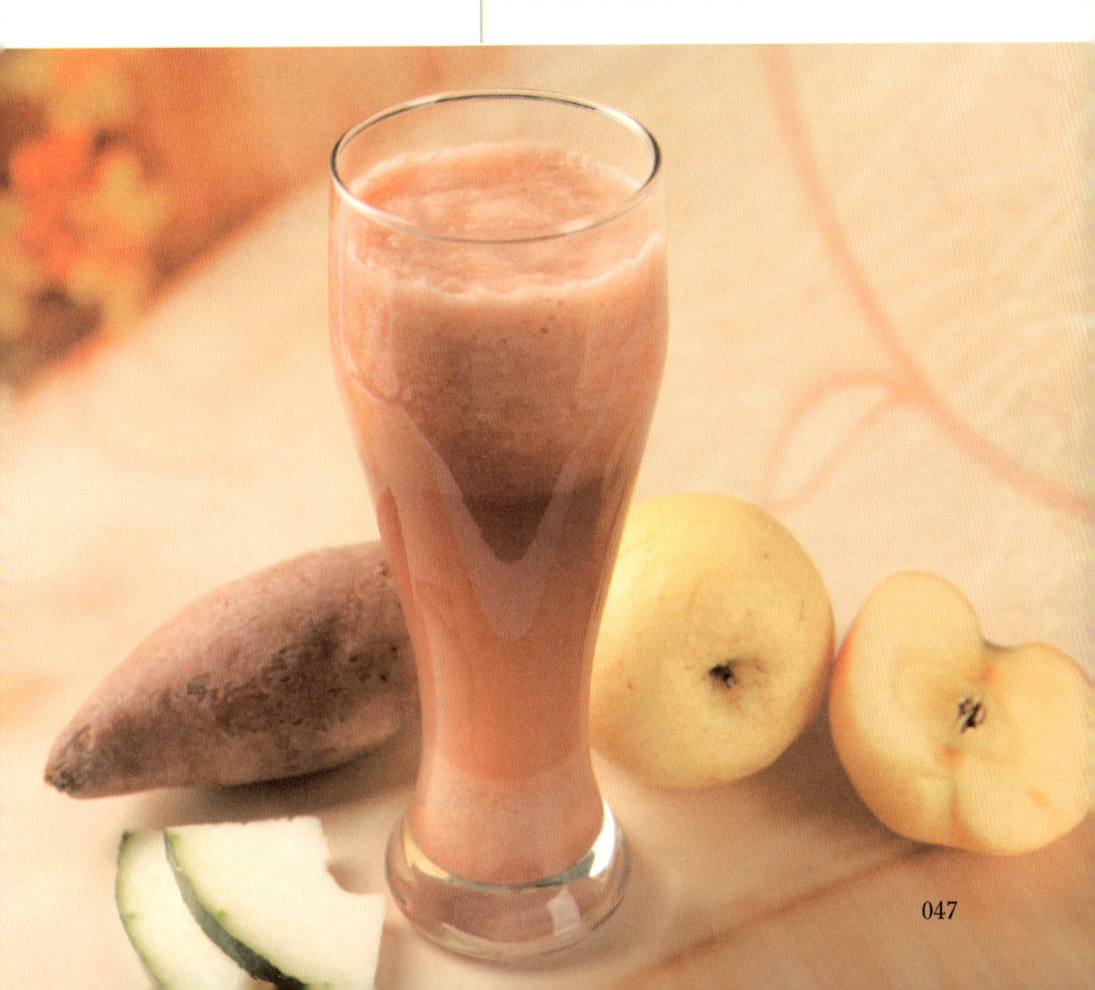

甘蔗冬瓜汁

清热解毒、利尿纤体

制作指导

可以加少许橙子皮，蔬果汁的味道会更香甜。

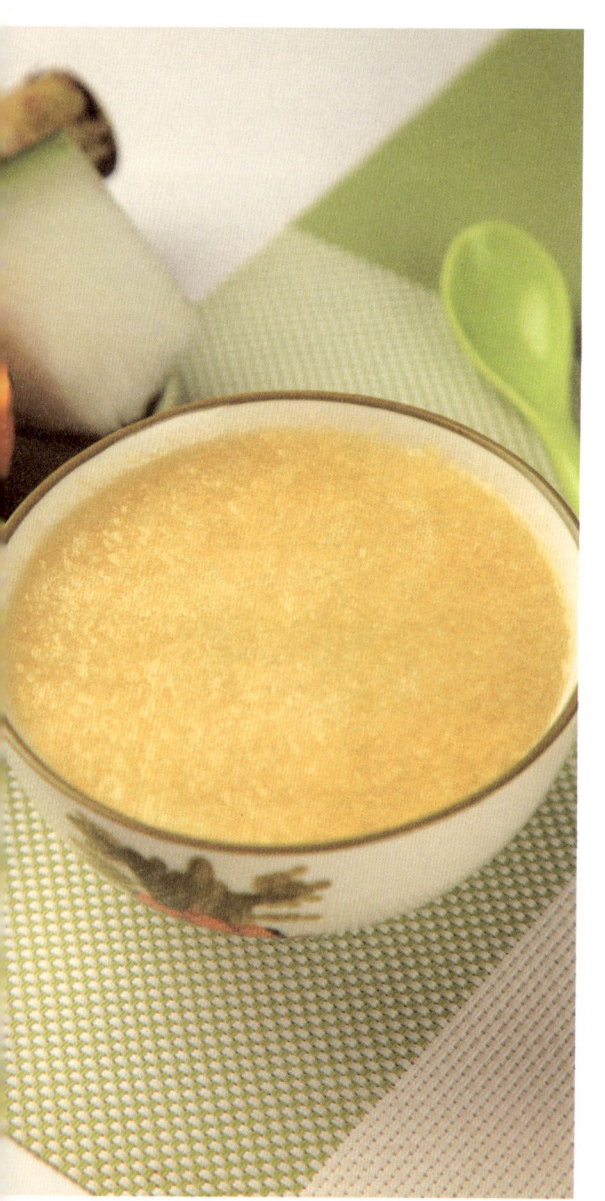

原料

甘蔗汁300毫升，冬瓜270克，橙子120克

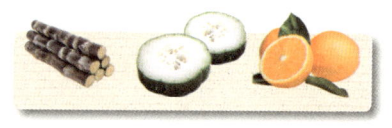

做法

1. 冬瓜洗净去皮，切成薄片。
2. 橙子洗净切小瓣，去除果皮。
3. 锅中注水烧开，倒入冬瓜，煮5分钟至其熟软，捞出。
4. 取榨汁机，选择搅拌刀座组合，倒入橙子、冬瓜，加入甘蔗汁。
5. 盖好盖，选择"榨汁"功能，榨取蔬果汁。
6. 断电后，蔬果汁倒入碗中即可饮用。

知识点

冬瓜含有蛋白质、糖类、粗纤维、胡萝卜素、维生素C、烟酸等营养成分，具有清热解毒、养心润肺、安神止渴等作用。

冬瓜菠萝汁

美容养颜、瘦身利尿

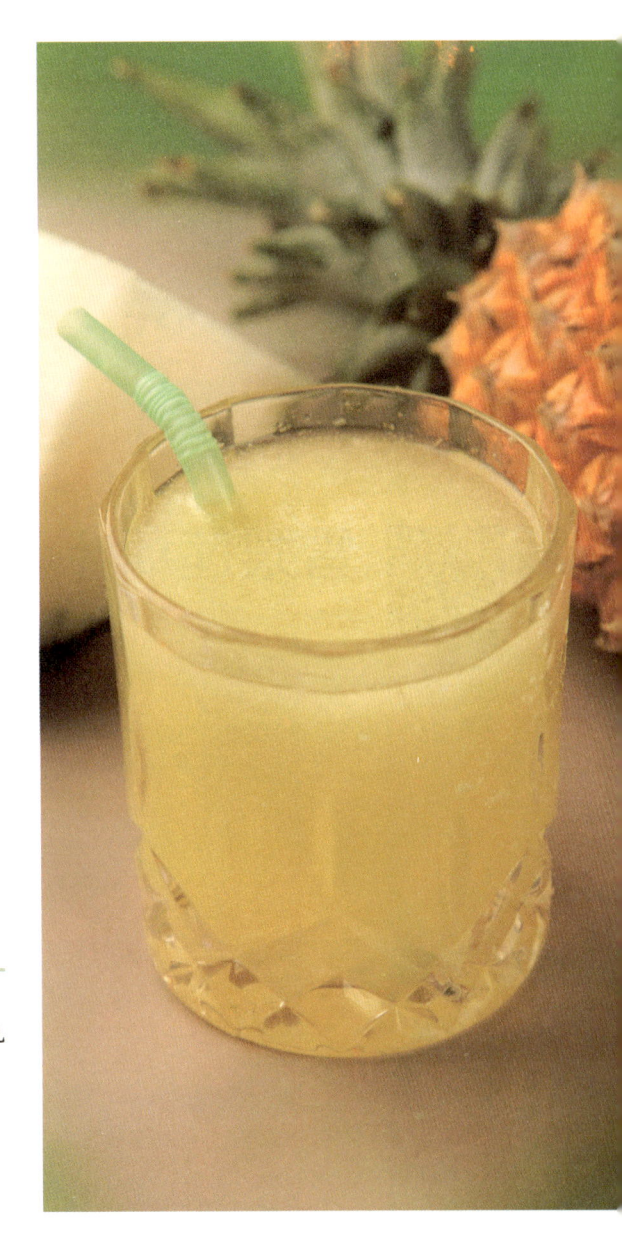

制作指导

若儿童饮用此款蔬果汁，可将冬瓜先焯煮一下，这样更有利于营养吸收。

原料

冬瓜100克，菠萝肉90克

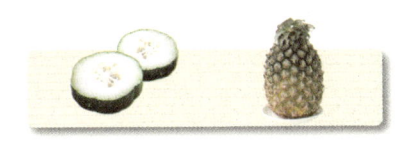

做法

1. 冬瓜去皮，切成小块。
2. 菠萝肉切成小块。
3. 取榨汁机，选择搅拌刀座组合，倒入冬瓜、菠萝。
4. 注入适量纯净水，盖好盖子。
5. 选择"榨汁"功能，榨取蔬果汁。
6. 断电后，蔬果汁倒入杯中即可。

知识点

冬瓜含有多种营养成分，具有补充肌肤水分、细腻皮肤、促进消化等作用。

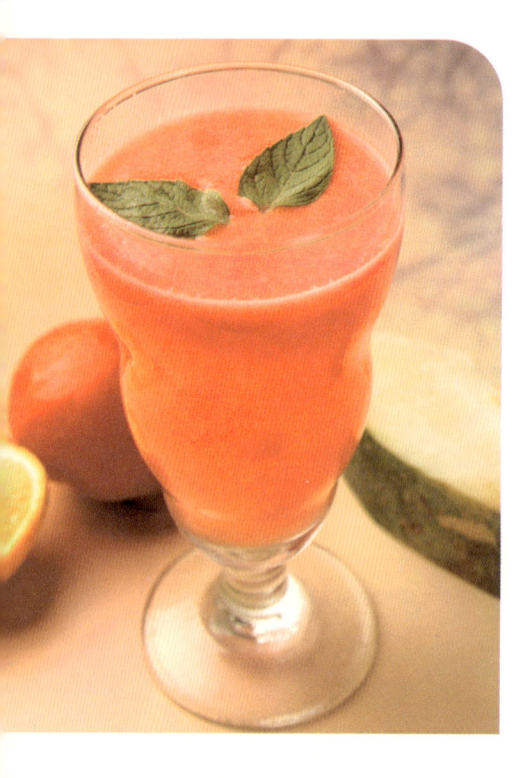

西红柿冬瓜橙汁

美容养颜、降火生津

原 料
西红柿100克，冬瓜95克，橙子60克

做 法
1. 将去皮洗净的冬瓜切成小块。
2. 橙子去皮，切成小块。
3. 洗净的西红柿切成小块。
4. 取榨汁机，选择搅拌刀座组合，倒入切好的食材。
5. 注入适量纯净水，盖上盖子。
6. 选择"榨汁"功能，榨取汁水。
7. 断电后，蔬果汁倒入杯中即成。

雪梨莲藕汁

清润化痰、利尿解暑

原 料
雪梨100克，莲藕100克

调 料
蜂蜜10毫升

做 法
1. 将莲藕和雪梨均洗净去皮，切成小块。
2. 取榨汁机，选择搅拌刀座组合，放入切好的食材，注入适量矿泉水。
3. 盖上盖，选择"榨汁"功能，榨取汁水。
4. 揭开盖，放入适量蜂蜜，盖好盖子。
5. 再次选择"榨汁"功能，搅拌至蜂蜜溶入汁水中。
6. 断电后，果汁倒入杯中即成。

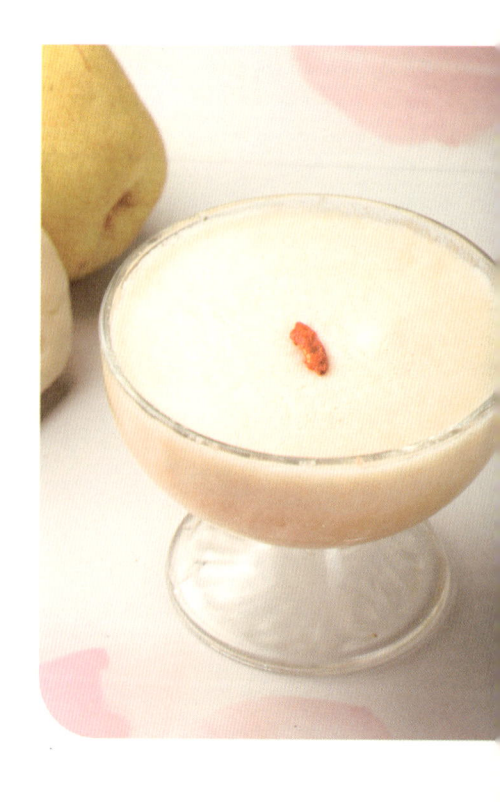

菠菜

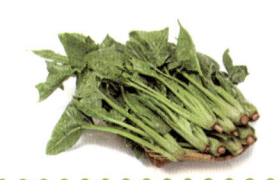

菠菜含有维生素A、维生素C、膳食纤维及多种矿物质，具有补血止血、利五脏、通肠胃、调中气、助消化等作用。

菠菜的营养价值与作用

1. 通肠导便、防治痔疮
菠菜含有大量的植物粗纤维，具有促进肠道蠕动的作用，利于消化、排便。
2. 促进人体新陈代谢
菠菜中所含的微量元素能促进人体新陈代谢，增进身体健康。
3. 清洁皮肤、延缓衰老
菠菜提取物具有促进细胞增殖的作用，可延缓衰老。
4. 促进生长发育
菠菜中的钙、镁等矿物质对儿童的骨骼发育和成人的骨质健康都有益处。

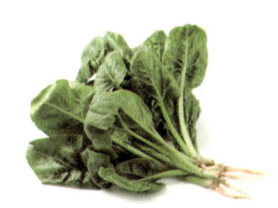

最佳营养搭配

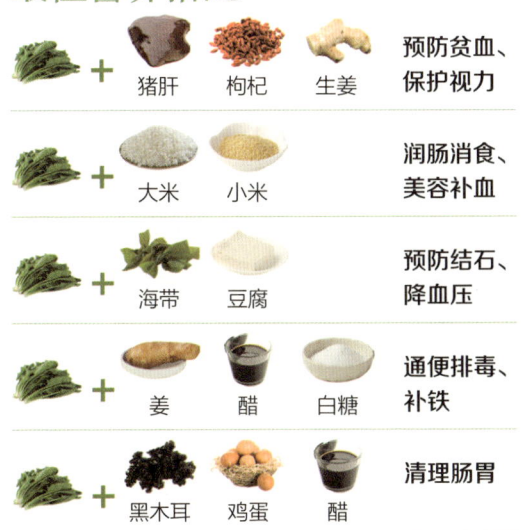

菠菜+	猪肝	枸杞	生姜	预防贫血、保护视力
菠菜+	大米	小米		润肠消食、美容补血
菠菜+	海带	豆腐		预防结石、降血压
菠菜+	姜	醋	白糖	通便排毒、补铁
菠菜+	黑木耳	鸡蛋	醋	清理肠胃

选购菠菜小贴士

菠菜根据叶形分为圆叶菠菜和尖叶菠菜两种类型。尖叶菠菜叶片狭而薄，似箭形，叶面光滑，叶柄细长；圆叶菠菜叶片大而厚，呈卵圆形或椭圆形，叶柄短粗。

良质：色泽鲜嫩翠绿，无枯黄叶和花斑叶；植株健壮，整齐不断；根上无泥，捆内无杂物；不抽薹，无烂叶。

次质：色泽暗淡，叶子软塌，不鲜嫩；根上有泥，捆内有杂物；植株不完整，有损伤折断。

菠菜汁

开胃消食、润肠通便

制作指导
菠菜不宜焯煮太久，以免失去营养成分。

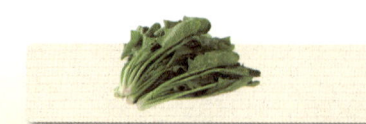

原料
菠菜90克

做法
1. 锅中注入适量清水烧开，放入洗净的菠菜，拌匀，煮1分钟至其变软，捞出。
2. 将放凉的菠菜切成小段。
3. 取榨汁机，选择搅拌刀座组合，倒入菠菜。
4. 注入适量温开水，盖好盖。
5. 选择"榨汁"功能，搅打成汁水。
6. 断电后，菠菜汁倒入杯中，撇去浮沫即可。

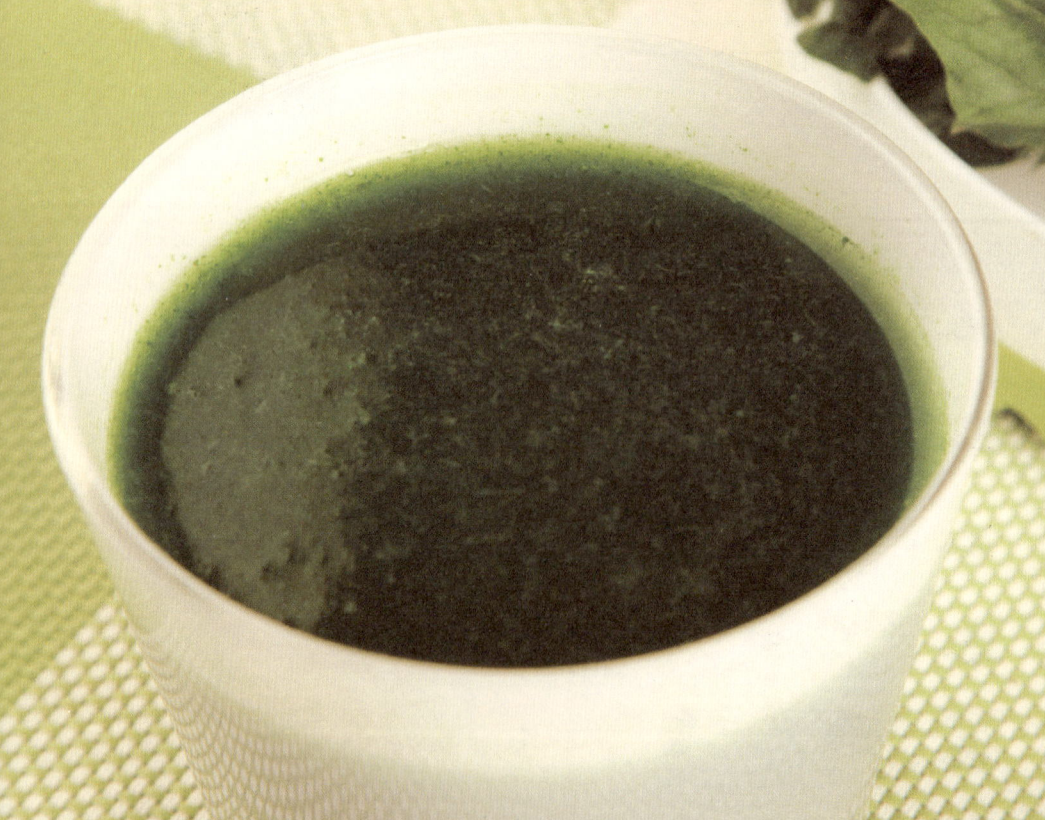

菠菜西兰花汁

通肠导便、降低血糖

制作指导

西兰花焯水的时间可以久一点，这样榨成汁水的口感会更佳。

原料

菠菜200克，西兰花180克

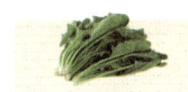

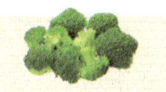

调料

白糖10克

做法

1. 将洗净的西兰花切成小块，菠菜切成段。
2. 锅中注入适量清水烧开，倒入西兰花，煮至沸腾；再倒入菠菜，焯煮片刻。
3. 将西兰花和菠菜捞出，沥干水分。
4. 取榨汁机，选择搅拌刀座组合，将焯过水的食材倒入搅拌杯中。
5. 倒入适量纯净水，盖上盖，选择"榨汁"功能，榨取蔬菜汁。
6. 倒入白糖，再选择"榨汁"功能，搅拌至蔬菜汁味道均匀。
7. 将榨好的蔬菜汁倒入杯中即可。

知识点

菠菜含有的叶酸能维持大脑血清素的稳定，促进神经健康，有助于改善睡眠。

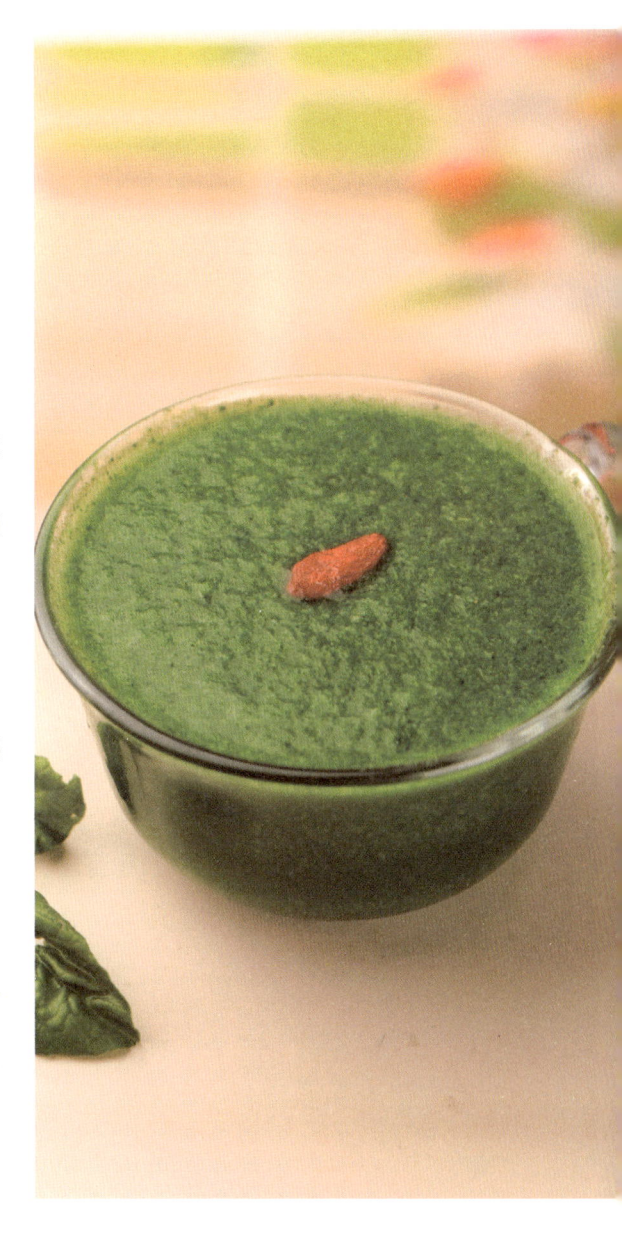

胡萝卜橙汁

提高免疫力、护肤美容

制作指导

胡萝卜肉质较硬,最好切得小一些,这样果汁的口感才细腻爽口。

原料

胡萝卜120克,橙子肉80克

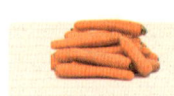

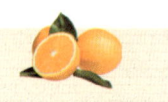

做法

1. 将洗净去皮的胡萝卜切厚片,改切小块。
2. 橙子肉切小块。
3. 取榨汁机,选择搅拌刀座组合,倒入切好的食材。
4. 注入适量纯净水,盖好盖子。
5. 选择"榨汁"功能,榨取蔬果汁。
6. 断电后,蔬果汁倒入杯中即成。

知识点

胡萝卜含有维生素、蔗糖、葡萄糖、胡萝卜素、钾、钙、磷等营养成分,有润燥、安神、补肝、明目等作用。

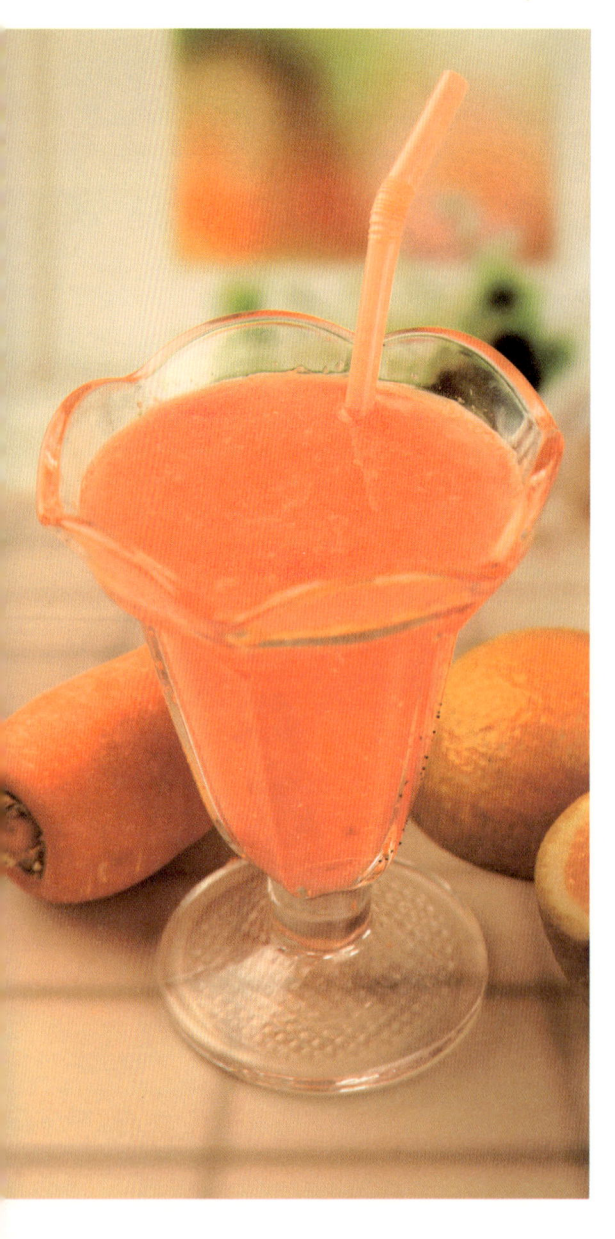

制作指导

紫薯皮较厚，可以去得多一些，这样榨出的汁水口感会更好。

紫薯胡萝卜橙汁

促进消化、改善视力

原料

紫薯130克，胡萝卜70克，橙子肉50克

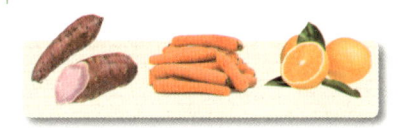

做法

1. 将洗净去皮的胡萝卜切小块。
2. 洗净去皮的紫薯切小块。
3. 橙子肉切小块。
4. 取榨汁机，选择搅拌刀座组合，倒入切好的食材。
5. 注入适量纯净水，盖好盖子。
6. 选择"榨汁"功能，榨取蔬果汁。
7. 断电后，蔬果汁倒入杯中即可。

知识点

紫薯含有蛋白质、淀粉、果胶、纤维素、维生素、花青素及多种矿物质，具有缓解疲劳、调节肠胃、补血等作用。

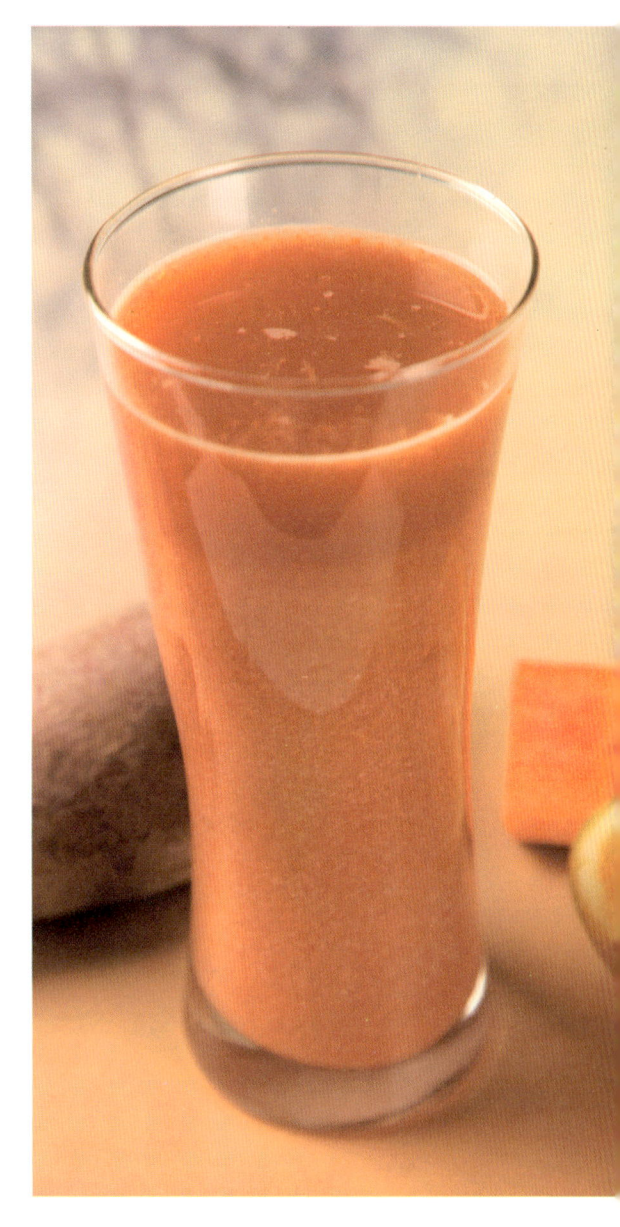

胡萝卜梨汁

滋阴润燥、健脾开胃

制作指导
食材最好切得细小一些，这样榨汁时会节省时间。

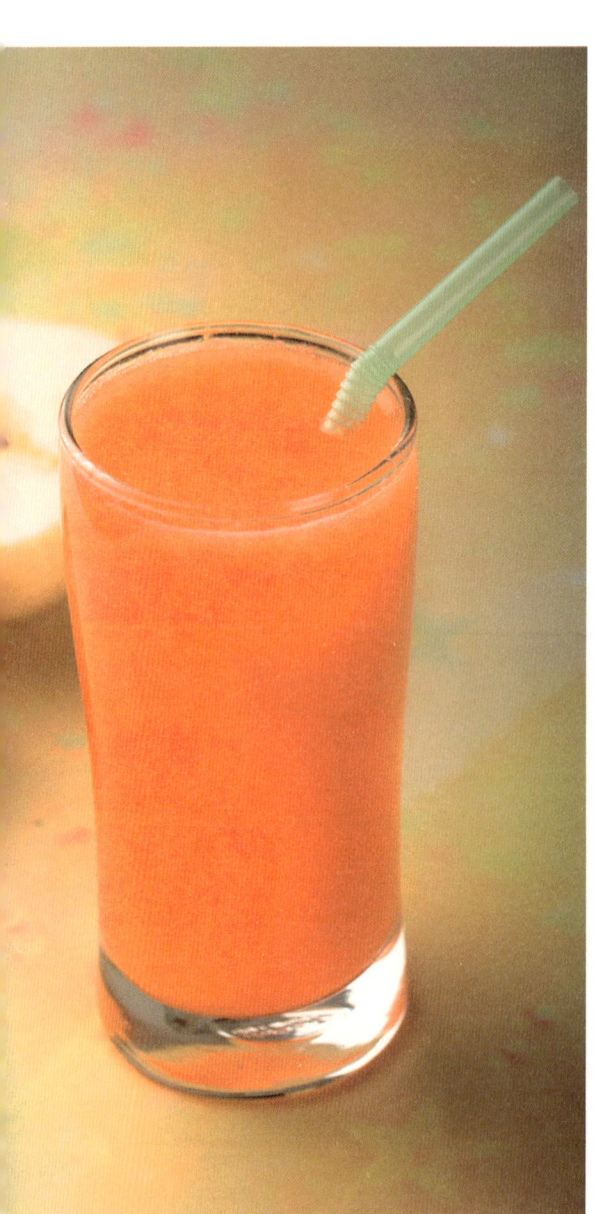

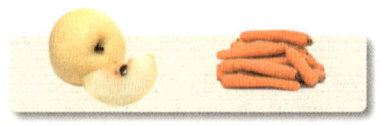

原料
雪梨150克，胡萝卜70克

调料
蜂蜜10毫升

做法
1. 将洗净的雪梨去皮，切瓣，去核，再切成小块。
2. 洗净去皮的胡萝卜切成条，改切成丁。
3. 取榨汁机，选择搅拌刀座组合，把切好的食材放入搅拌杯中。
4. 加入适量矿泉水，盖上盖子，选择"榨汁"功能，榨取蔬果汁。
5. 揭盖，加入蜂蜜，盖上盖子，再搅拌均匀。
6. 断电后，将榨好的蔬果汁倒入杯中即可。

知识点

胡萝卜的营养价值较高，有润燥安神的作用，适合失眠多梦、情绪紧张者食用。

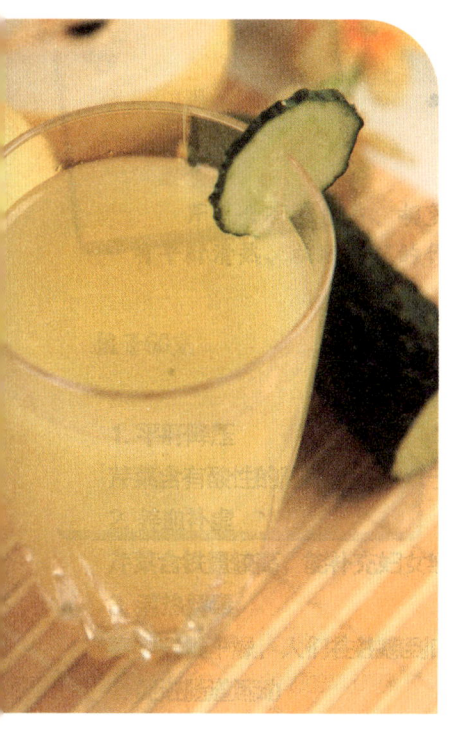

黄瓜雪梨汁

清热解毒、利水瘦身

原 料

黄瓜120克，雪梨130克

做 法

1. 洗好的雪梨切瓣，去核，去皮，切小块。
2. 洗净去皮的黄瓜切开，再切成条，改切成丁。
3. 取榨汁机，选择搅拌刀座组合，将雪梨、黄瓜倒入搅拌杯中。
4. 加入适量矿泉水。
5. 盖上盖，选择"榨汁"功能，榨取蔬果汁。
6. 揭开盖，将榨好的蔬果汁倒入杯中即可。

雪梨菠萝汁

化痰止咳、利尿减肥

原 料

雪梨200克，菠萝180克

做 法

1. 把洗净去皮的雪梨切开，去核，切成小块。
2. 洗净去皮的菠萝切成小块。
3. 取榨汁机，选择搅拌刀座组合，把切好的水果放入搅拌杯中。
4. 加入适量矿泉水，盖上盖子，选择"榨汁"功能，榨取果汁。
5. 断电后，把榨好的果汁倒入杯中即可。

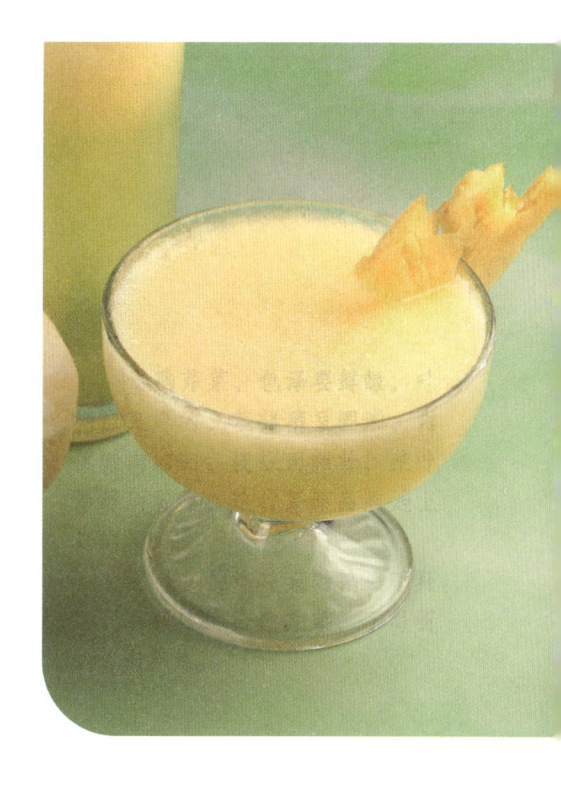

芹菜葡萄梨子汁

清热降火、润肠利尿

制作指导
榨汁时可以加少许白糖或者蜂蜜调味。

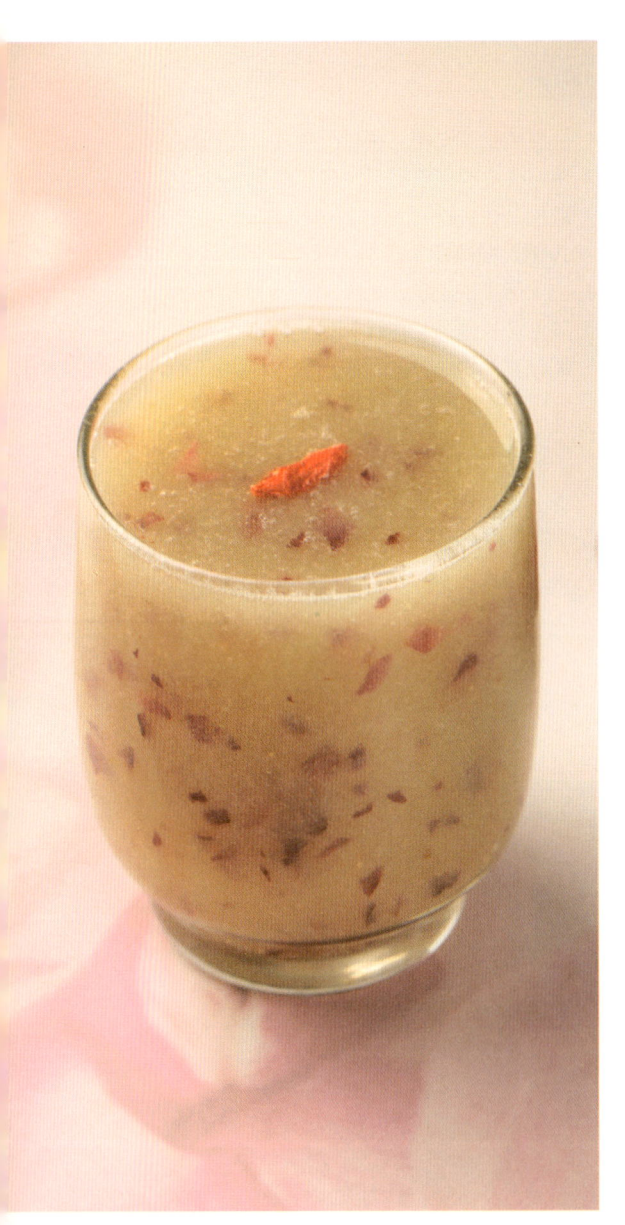

🥦 原 料
雪梨100克，芹菜60克，葡萄100克

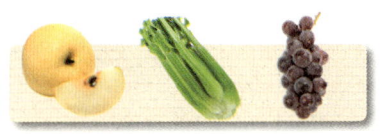

做 法
1. 将洗净的芹菜切成粒。
2. 洗好的雪梨去皮，去核，切成小块。
3. 洗净的葡萄切成小块。
4. 取榨汁机，选择搅拌刀座组合，倒入切好的食材。
5. 加入适量矿泉水。
6. 盖上盖子，选择"榨汁"功能，榨取蔬果汁。
7. 揭开盖子，将榨好的蔬果汁倒入杯中即可。

知识点
雪梨含有蛋白质、糖类、粗纤维、苹果酸、柠檬酸及钙、磷、铁等营养物质，有清热降火、生津润燥、化痰止咳的作用。

芹菜雪梨汁

清热润肤、排毒养颜

原料

雪梨150克，芹菜85克，黄瓜100克，生菜65克

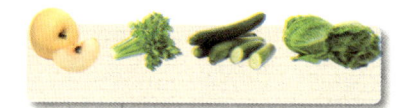

做法

1. 黄瓜去皮，切小块；生菜洗净，切小段；芹菜洗净，切小段。
2. 雪梨去皮，去核，切小块。
3. 取榨汁机，选择搅拌刀座组合，先倒入黄瓜，榨出汁水。
4. 再加入生菜，榨好汁后依次加入雪梨、芹菜，榨取蔬果汁。
5. 将榨好的蔬果汁滤入杯中即可。

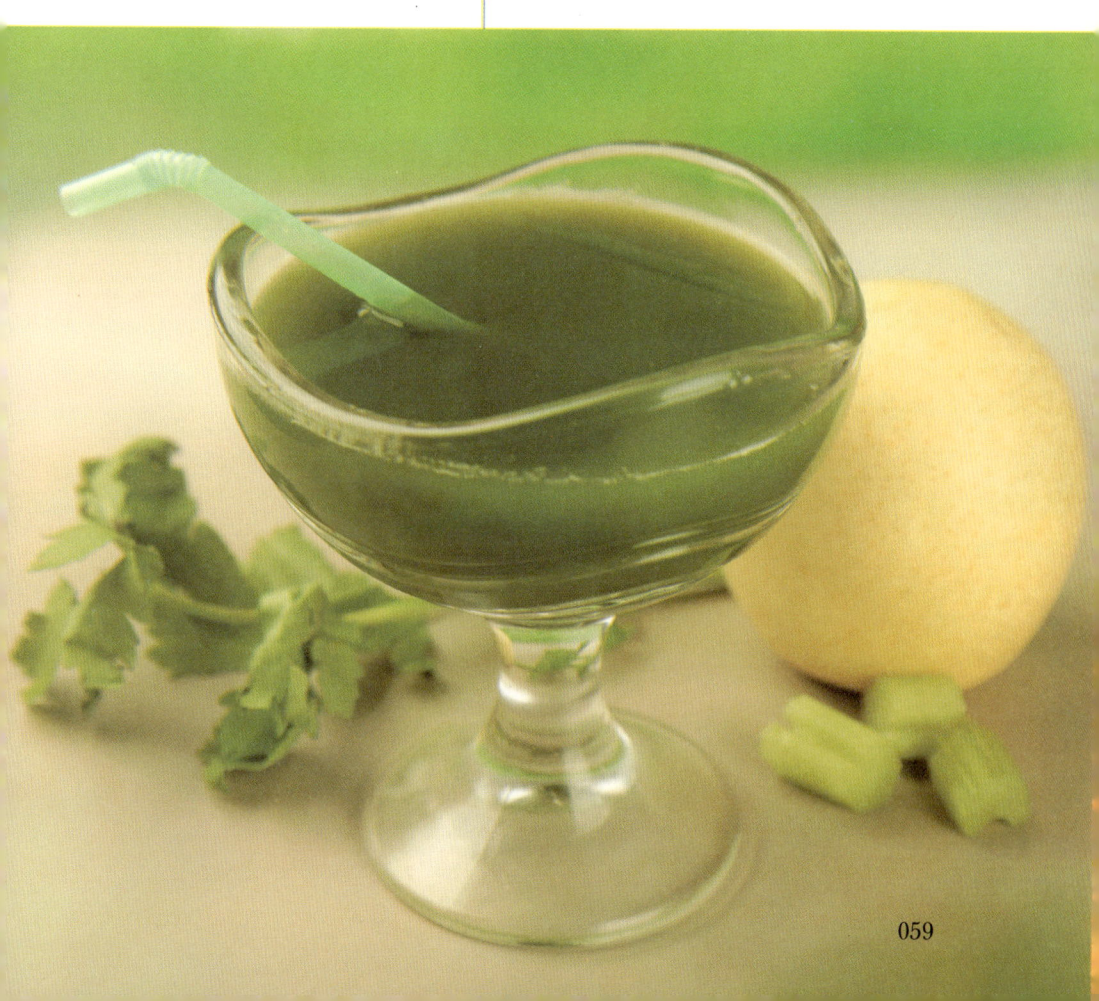

芹菜猕猴桃梨汁

美容养颜、利尿消肿

制作指导
猕猴桃去皮时可以去得厚一些，这样果汁就不会太酸了。

原料
芹菜45克，猕猴桃70克，雪梨95克

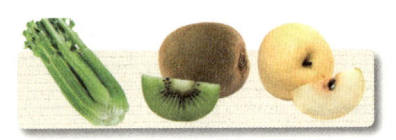

做法
1. 将洗净的芹菜切小段。
2. 洗好去皮的雪梨切开，去核，改切小块。
3. 洗净的猕猴桃去皮，果肉切小块。
4. 取榨汁机，选择搅拌刀座组合，倒入切好的食材。
5. 注入适量纯净水，盖好盖子。
6. 选择"榨汁"功能，榨取蔬果汁。
7. 断电后，蔬果汁倒入杯中即成。

知识点
猕猴桃含有蛋白质、维生素C、果胶、钙、磷、铁、镁等营养成分，具有开胃健脾、助消化、防止便秘等作用。

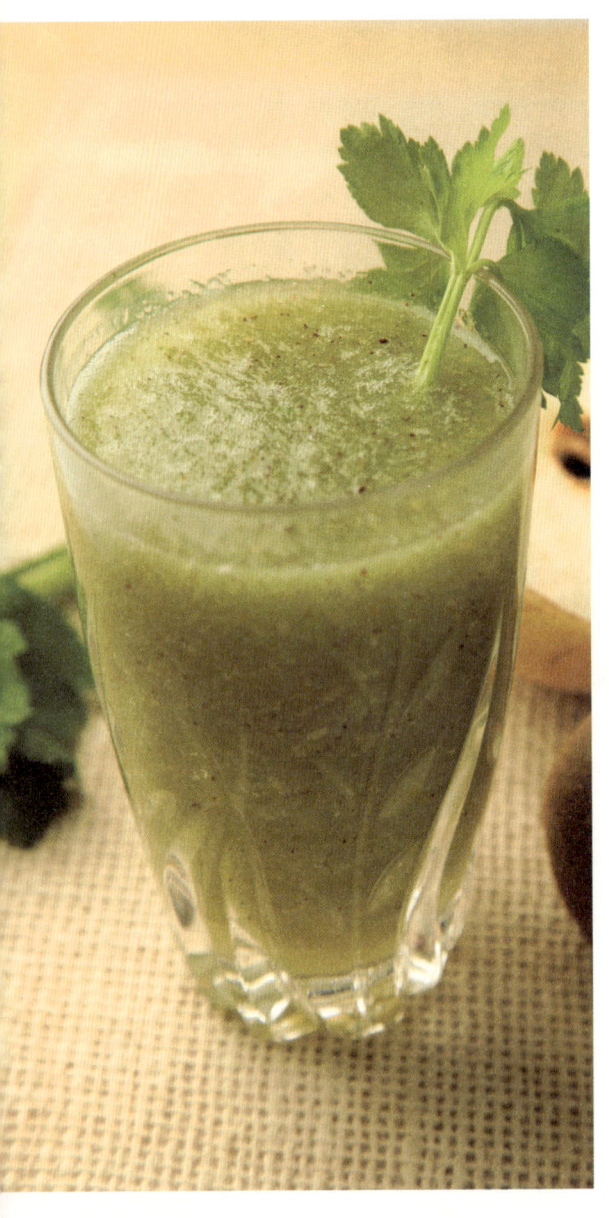

枇杷

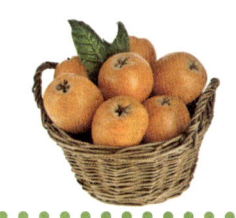

枇杷含有丰富的维生素、果胶、膳食纤维、柠檬酸等营养成分。维生素B会促进身体的新陈代谢速度，帮助脂肪的分解，对减肥很有帮助。

枇杷的营养价值与作用

1. 促进消化

枇杷含有的有机酸能刺激消化腺分泌，对消化吸收、止渴解暑有很好的作用。

2. 润肺止咳

枇杷中含有苦杏仁甙，能够润肺止咳、祛痰。

3. 减肥

枇杷含有丰富的维生素 B 族，能够促进脂肪分解，从而达到减肥的效果。

4. 预防感冒

枇杷果实及叶子有抑制流感病毒的作用，常吃可以预防感冒。

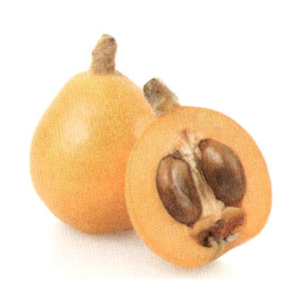

最佳营养搭配

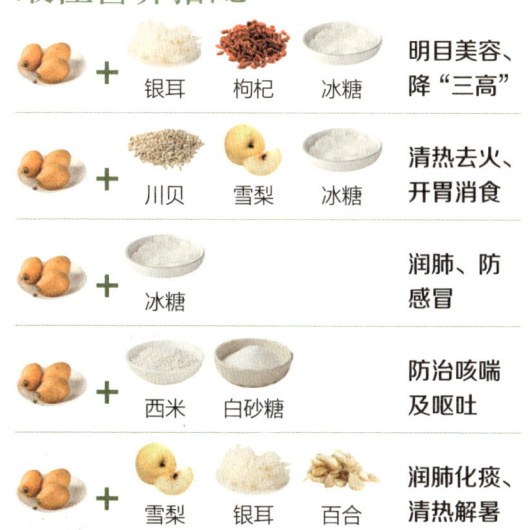

枇杷 +	银耳、枸杞、冰糖	明目美容、降"三高"
枇杷 +	川贝、雪梨、冰糖	清热去火、开胃消食
枇杷 +	冰糖	润肺、防感冒
枇杷 +	西米、白砂糖	防治咳喘及呕吐
枇杷 +	雪梨、银耳、百合	润肺化痰、清热解暑

枇杷的选购存储

枇杷以个头大而匀称、呈倒卵形、果皮橙黄，并且茸毛完整、多汁、皮薄肉厚、无青果为佳。

茸毛脱落说明不够新鲜，表面颜色深浅不一说明可能已变质。

枇杷放在冰箱内会因水汽过多而变黑，储存在干燥通风的地方即可。

把枇杷浸于冷水、糖水或盐水中，可防变色。

雪梨枇杷汁

润肺止咳、利水解暑

制作指导

枇杷果皮要去除干净，否则影响口感。

原料

雪梨300克，枇杷60克

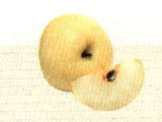

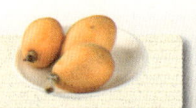

做法

1. 将洗净的枇杷切去头尾，去皮，去核，果肉切成小块。
2. 雪梨洗好去皮，切开，去核，切小块。
3. 取榨汁机，选择搅拌刀座组合，倒入雪梨、枇杷。
4. 注入适量矿泉水，盖上盖。
5. 选择"榨汁"功能，榨取果汁。
6. 断电后，果汁倒入杯中即可。

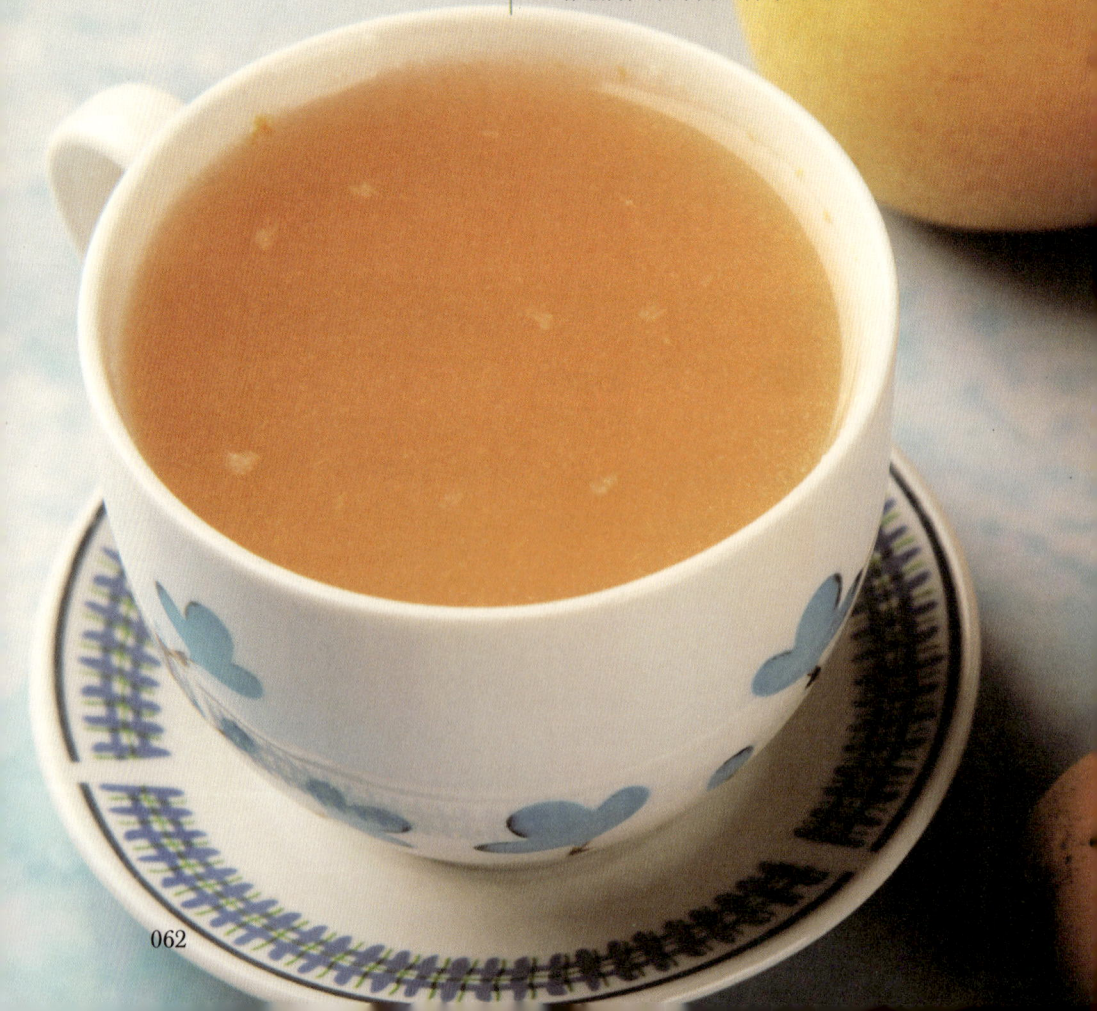

帮助消化，促进代谢

番石榴

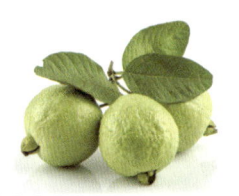

番石榴富含蛋白质、维生素、有机酸、糖类、矿物质等，有生津止渴、抗病毒、抗氧化的作用，其含有的铬元素可预防血糖升高。

番石榴的营养价值与作用

1. 收敛止泻，消炎止血

叶、果：缓解急、慢性肠炎及小儿消化不良。

鲜叶：外用可治跌打损伤、外伤出血、臁疮久不愈合。

2. 降低血糖

富含维生素C，与琼珍灵芝搭配泡水喝可以降低血糖。

3. 助消化，促进代谢

可减轻普通感冒、牙龈发肿、高血压、肥胖症等症状。

最佳营养搭配

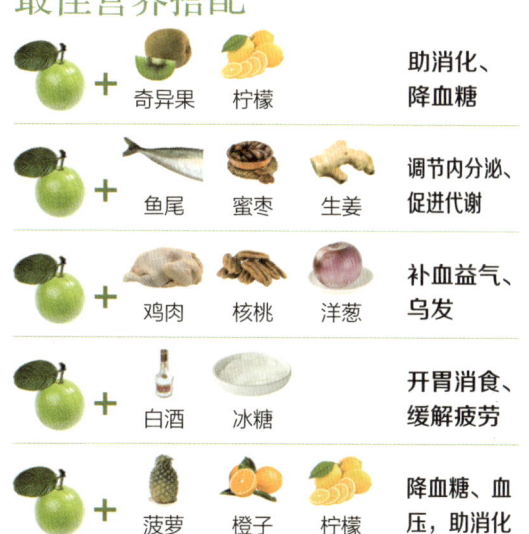

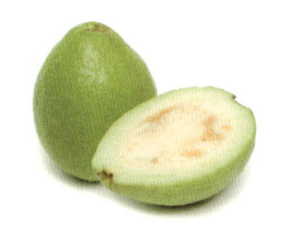

番石榴 +	搭配	功效
+	奇异果、柠檬	助消化、降血糖
+	鱼尾、蜜枣、生姜	调节内分泌、促进代谢
+	鸡肉、核桃、洋葱	补血益气、乌发
+	白酒、冰糖	开胃消食、缓解疲劳
+	菠萝、橙子、柠檬	降血糖、血压，助消化

番石榴的食用和存储

番石榴成熟后很易变坏，购买后要立即食用。

番石榴洗净（免削皮）即可食用；有些人喜欢切块置于碟上，加上少许酸梅粉或盐巴，风味独特；使用家庭式果汁机，可自制果汁。

番石榴汁

促进消化、降低血糖

制作指导

番石榴肉质较硬，选择的刀座要精细一些，这样打出的汁水口感会更好。

原料

番石榴100克

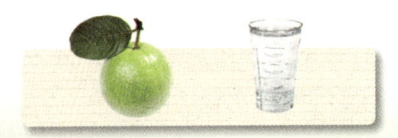

做法

1. 番石榴洗净去皮，对半切开，再切成小块。
2. 取榨汁机，选择搅拌刀座组合，倒入番石榴。
3. 注入适量矿泉水，盖上盖。
4. 通电后选择"榨汁"功能，搅拌一会儿，榨取番石榴汁。
5. 断电后，榨好的果汁倒入杯中即成。

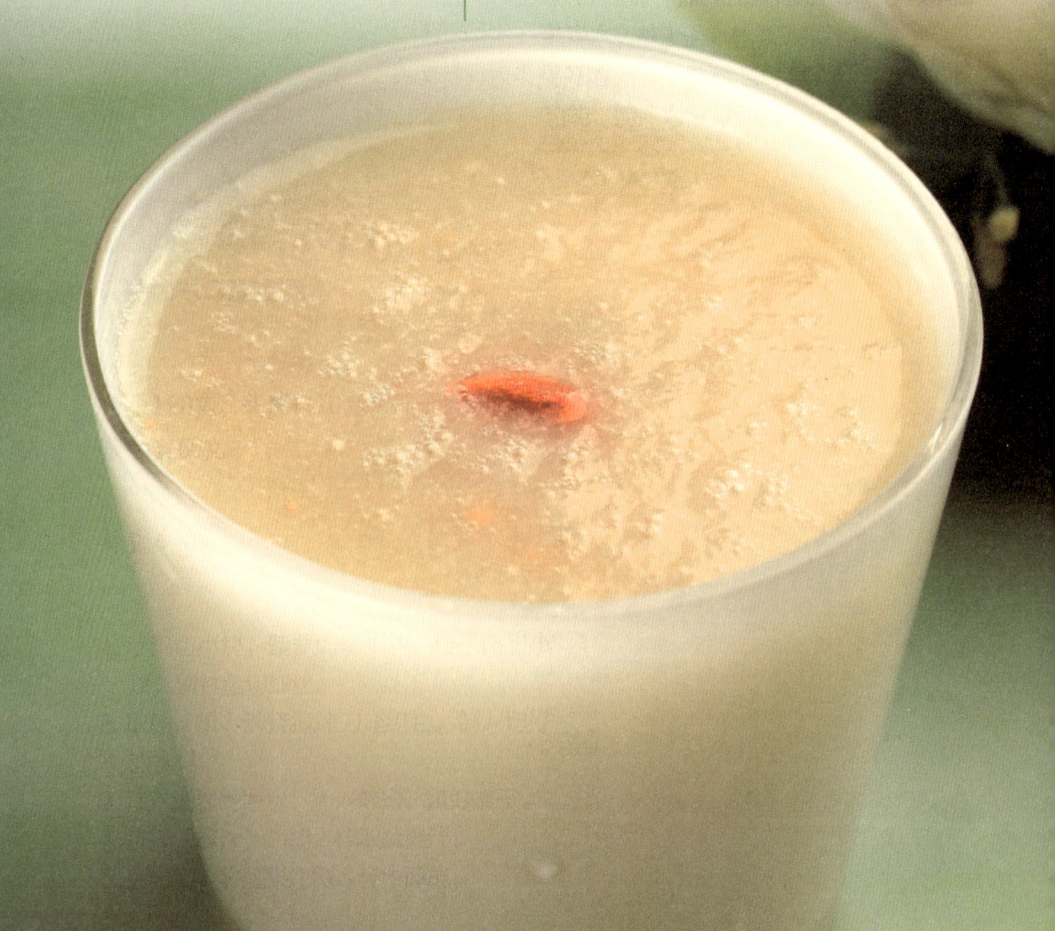

制作指导

西芹的粗纤维含量较多，可切得细些再榨汁。

番石榴西芹汁

降低血压、增强免疫力

原料

番石榴150克，西芹100克

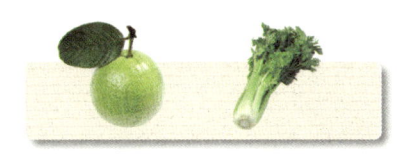

做法

1. 洗净的西芹切成段。
2. 洗好的番石榴对半切开，切成瓣，再切成小块。
3. 锅中注入适量清水烧开，放入西芹，焯煮片刻。
4. 将西芹捞出，沥干水分。
5. 取榨汁机，选择搅拌刀座组合，将西芹、番石榴倒入搅拌杯中。
6. 加入适量矿泉水。
7. 盖上盖，选择"榨汁"功能，榨取蔬果汁。
8. 把榨好的果蔬汁倒入杯中即可。

知识点

西芹含有维生素、蛋白质、膳食纤维及钙、铁、磷等营养成分，能增加血管壁的韧性，增强其抗压性，对高血压有一定的食疗作用。

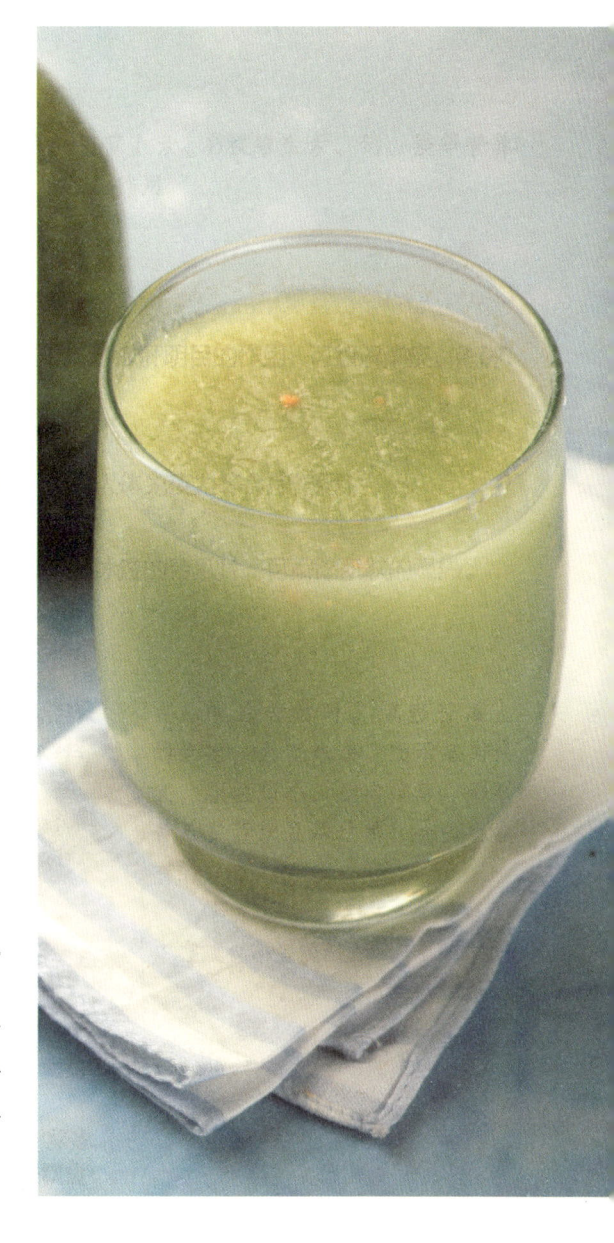

马蹄

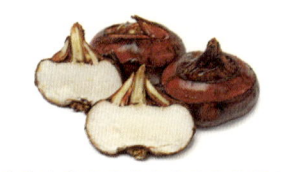

马蹄含有蛋白质、膳食纤维、维生素、钙、磷、钾等营养成分,具有清热解毒、凉血生津、利尿通便、消食除胀等作用。

马蹄的营养价值与作用

1. 降血压
马蹄含纤维素和荸荠英等活性物质,对降低血压有一定的效果。
2. 润肠通便
所含的淀粉及粗蛋白能促进大肠蠕动,有润肠通便的作用。
3. 消热解毒
马蹄是寒性食物,有清热泻火的良好效果,既可清热生津,又可补充营养,发烧病人可适量食用。

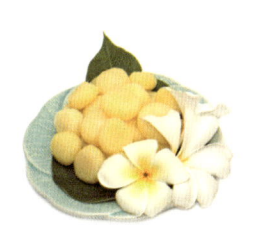

最佳营养搭配

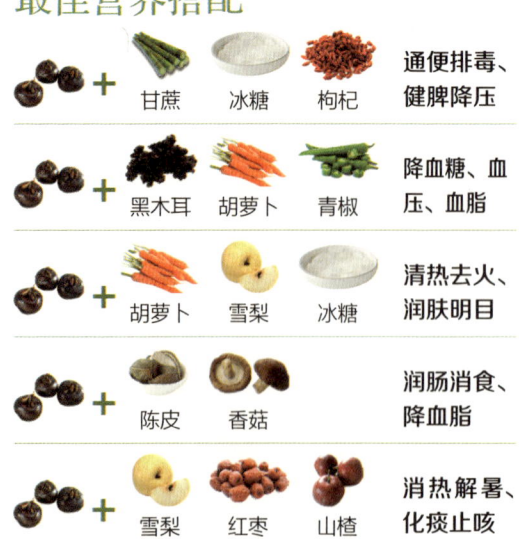

+ 甘蔗 冰糖 枸杞	通便排毒、健脾降压
+ 黑木耳 胡萝卜 青椒	降血糖、血压、血脂
+ 胡萝卜 雪梨 冰糖	清热去火、润肤明目
+ 陈皮 香菇	润肠消食、降血脂
+ 雪梨 红枣 山楂	消热解暑、化痰止咳

马蹄的购买和存储

皮呈淡紫红色、肉呈白色、芽粗短、无破损的为好。

浸泡后的马蹄色泽鲜嫩,如果马蹄颜色呈不正常的鲜红色,分布又很均匀,不建议购买。

马蹄不宜置于塑料袋内,应置于通风的竹箩筐最佳。

把马蹄放在太阳底下曝晒,这样一来可以让其保存的时间更长,且晒干后的马蹄更加甘甜、可口。

梨汁马蹄饮

清热解毒、润肠利尿

制作指导
本饮品很清凉，适合夏季饮用。

原料
梨子200克，马蹄肉160克

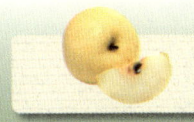

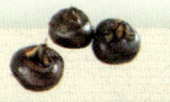

做法
1. 梨子去皮洗净，切瓣，去核，切成小块。
2. 马蹄肉切成小块。
3. 取榨汁机，选择搅拌刀座组合，倒入适量的梨块和马蹄块，榨取汁水。
4. 分次放入余下的梨块和马蹄块，榨取果汁。
5. 将榨好的果汁滤入杯中即可。

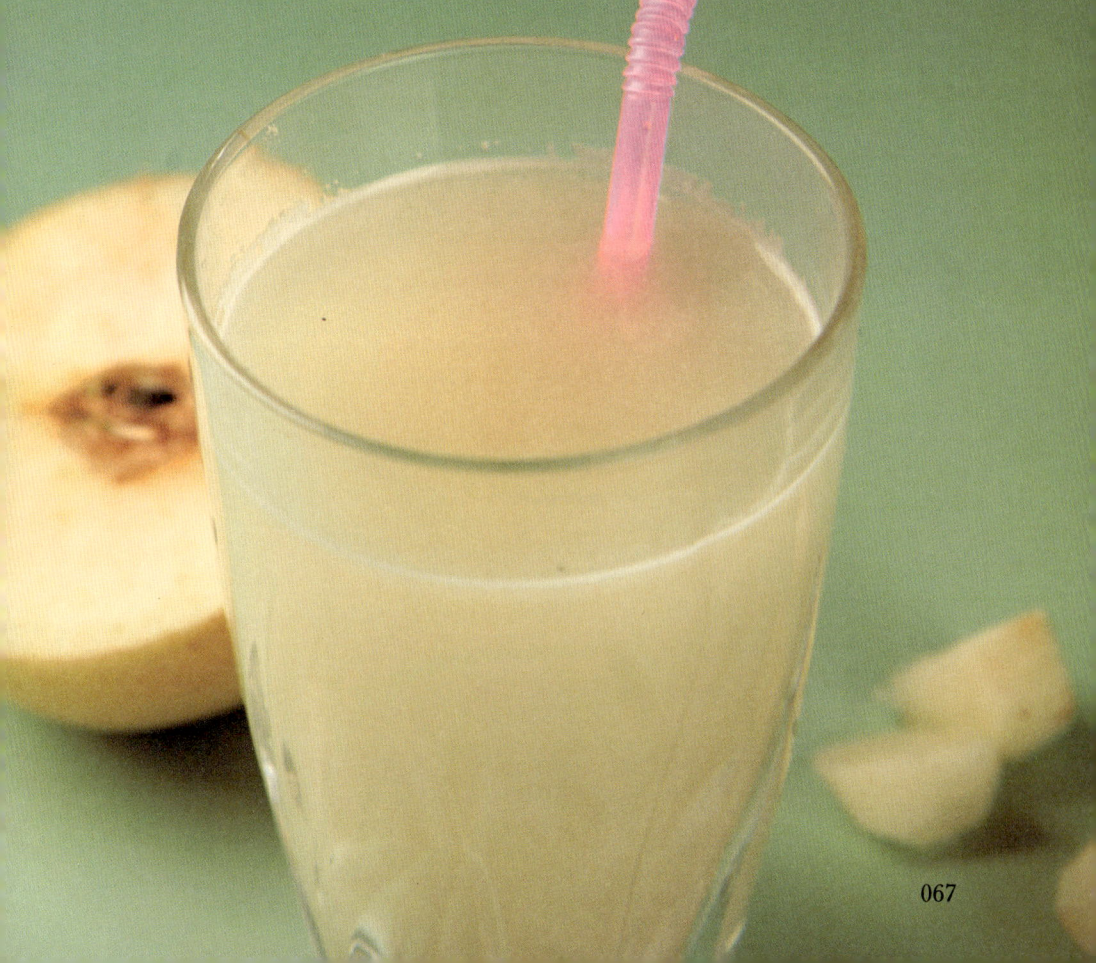

马蹄甘蔗汁

清肺化痰、润肠通便

制作指导
榨汁时最好不要加开水，以纯净水或矿泉水为佳。

原料
马蹄肉120克，甘蔗段85克

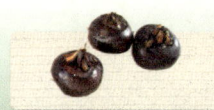

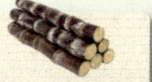

做法
1. 洗净的马蹄肉切成小块。
2. 去皮的甘蔗切成小块。
3. 取榨汁机，选择搅拌刀座组合。
4. 倒入马蹄肉、甘蔗，注入适量纯净水。
5. 盖上盖，选择"榨汁"功能，榨取汁水。
6. 将甘蔗汁滤入杯中即可。

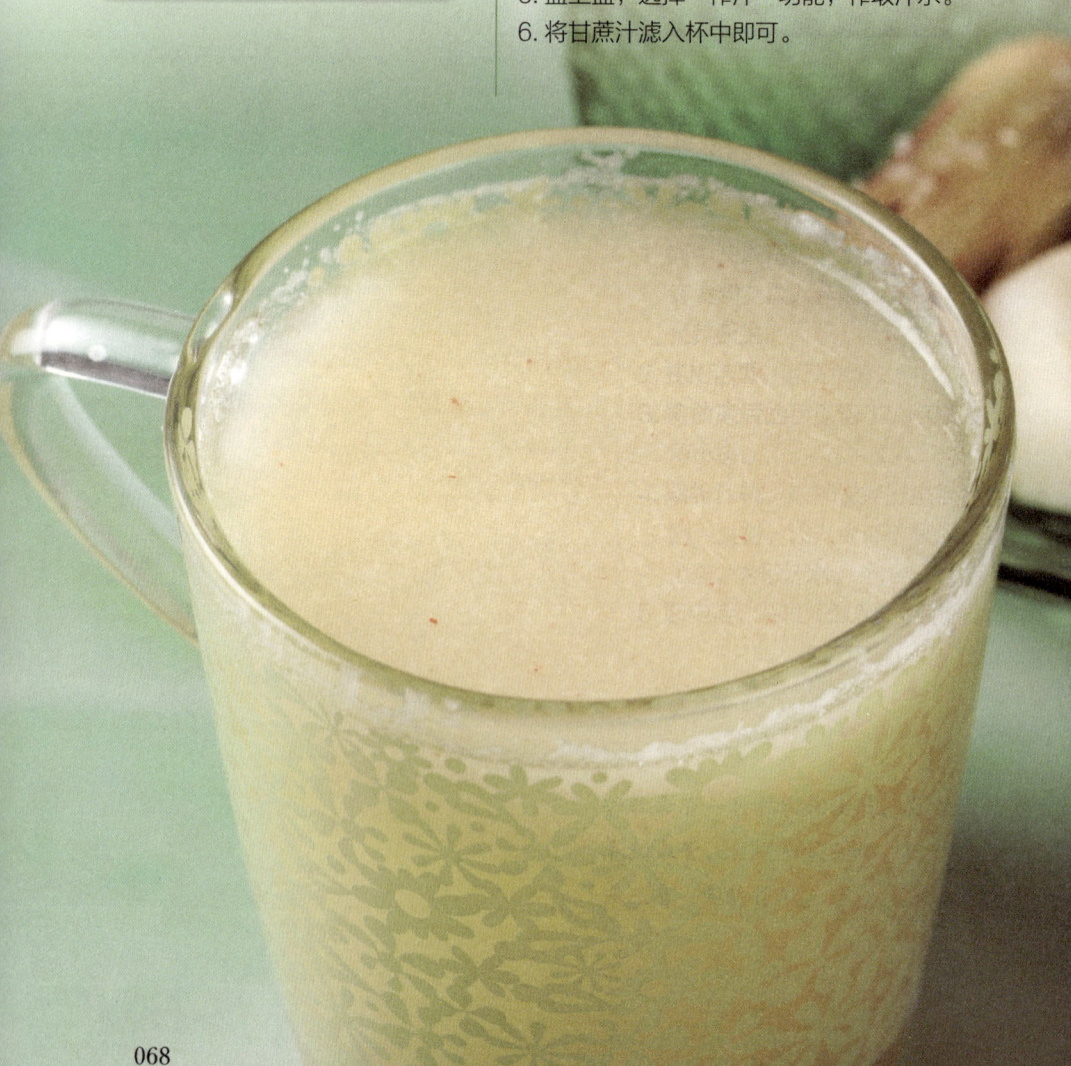

猕猴桃马蹄汁

开胃消食、预防便秘

制作指导

可加入适量蜂蜜或白糖，果汁的口感更佳。

原料

猕猴桃200克，马蹄肉80克

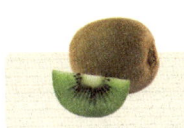

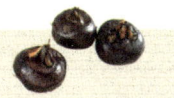

做法

1. 洗净的马蹄肉切厚片。
2. 洗好的猕猴桃切去头尾，切成瓣，去除硬芯，去皮，再切成小块。
3. 取榨汁机，选择搅拌刀座组合，倒入马蹄、猕猴桃。
4. 注入适量纯净水，盖上盖，选择"榨汁"功能，榨约30秒即成果汁。
5. 将榨好的果汁滤入杯中即可。

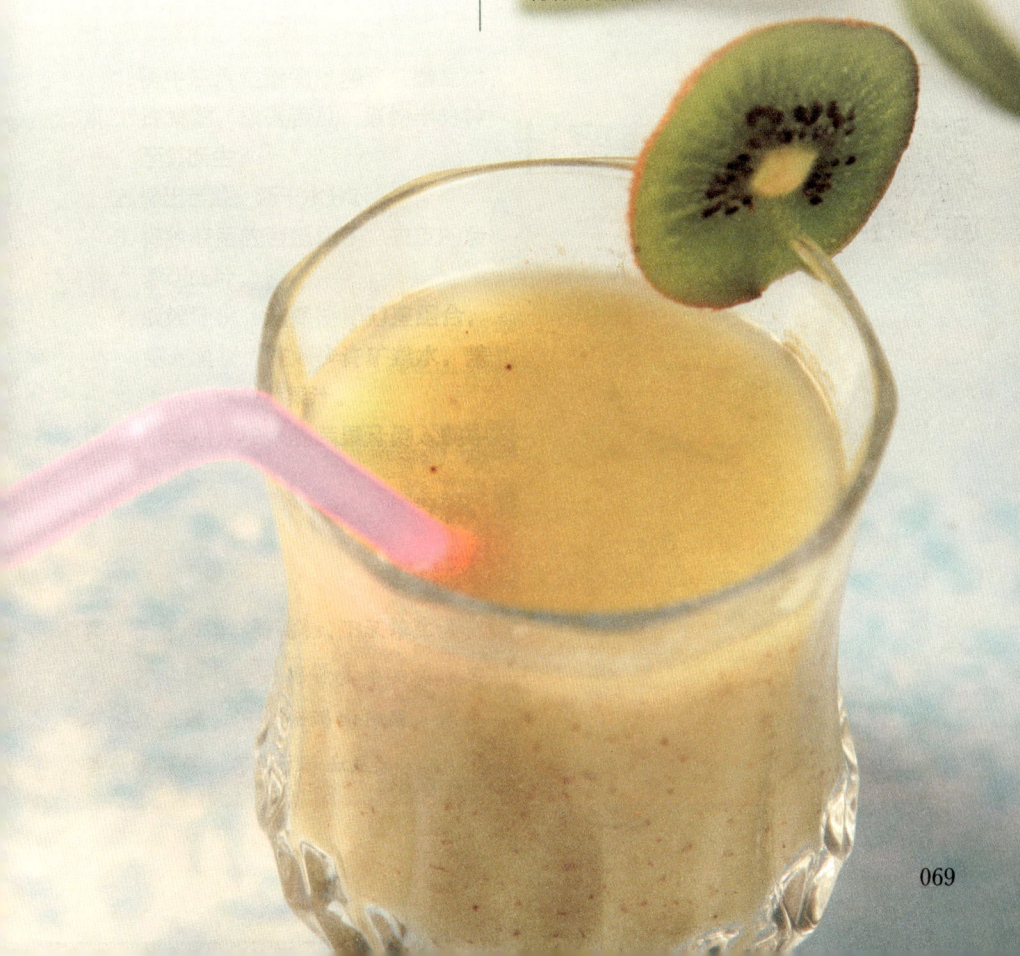

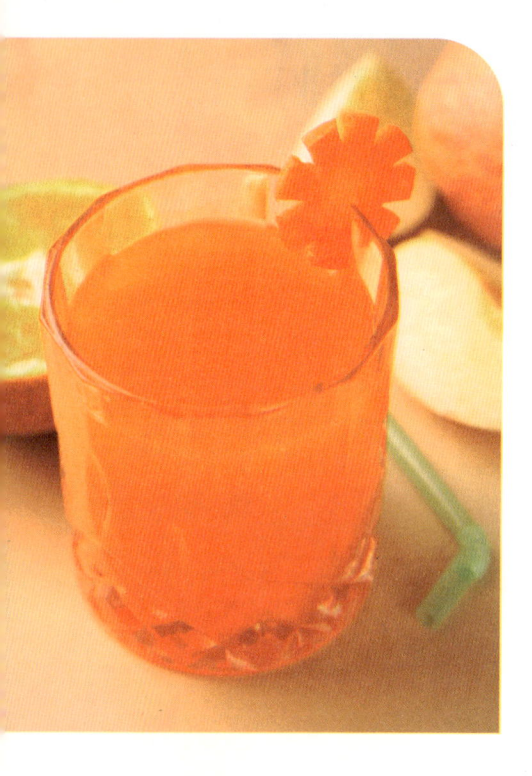

综合蔬果汁

健脾开胃、补充营养

原 料
苹果130克，橙子肉65克，胡萝卜100克

做 法
1. 苹果去皮，去核，切丁块。
2. 洗净去皮的胡萝卜切小块。
3. 橙子肉切小块。
4. 取榨汁机，选择搅拌刀座组合，倒入部分食材，榨约30秒成汁水。
5. 分两次倒入余下的食材，榨取蔬果汁。
6. 将榨好的蔬果汁倒入杯中即成。

土豆莲藕蜜汁

益气补血、促进肠胃蠕动

原 料
土豆170克，莲藕150克

调 料
蜂蜜20毫升

做 法
1. 锅中注入适量清水烧热，倒入土豆、莲藕，用中火煮5分钟，捞出。
2. 将放凉的土豆和莲藕切成小块。
3. 取榨汁机，选择搅拌刀座组合，倒入土豆、莲藕，放入蜂蜜，注入适量温开水。
4. 盖上盖，选择"榨汁"功能，榨取汁水。
5. 将蔬菜汁倒入杯中即可。

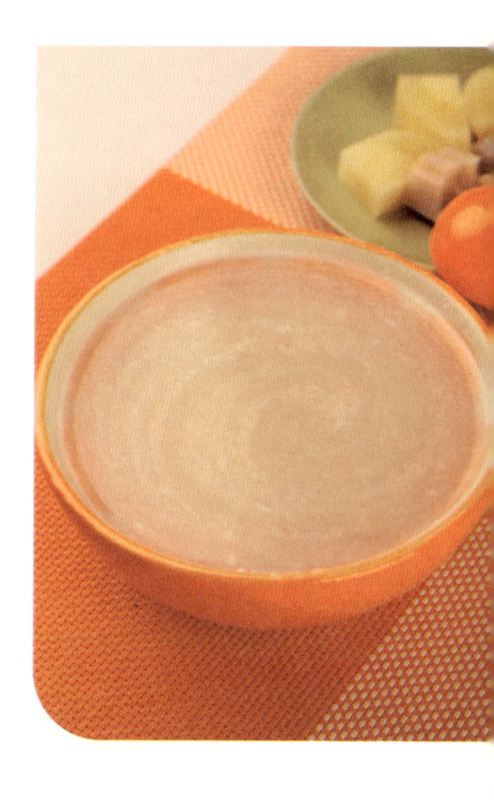

清肠消食，跟压力说再见

橙子

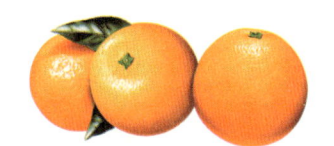

橙子含有维生素C、钙、磷、钾、胡萝卜素、柠檬酸等营养成分，具有瘦身排毒、健脾温胃、增食欲、助消化等作用。

橙子的营养价值与作用

1. 消食、去油腻

具有生津止渴、开胃下气的作用。饭后食用橙子或饮橙汁，有解油腻、消积食、止渴、醒酒的作用。

2. 清肠

促进肠道蠕动，有利于清肠通便。

3. 缓解感冒等症状

其止咳化痰效果甚佳，可缓解感冒咳嗽、食欲不振、胸腹胀痛等症状。

最佳营养搭配

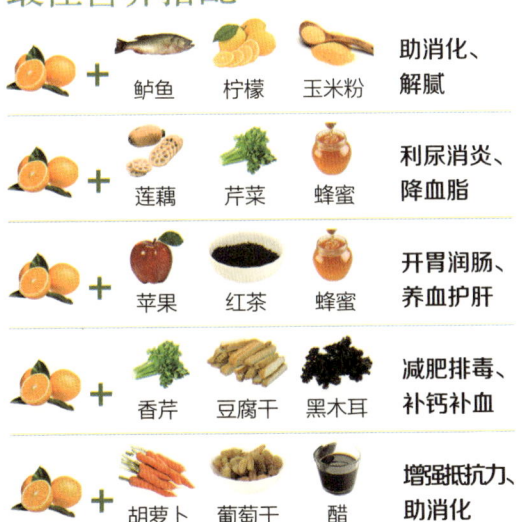

橙子 + 鲈鱼、柠檬、玉米粉	助消化、解腻
橙子 + 莲藕、芹菜、蜂蜜	利尿消炎、降血脂
橙子 + 苹果、红茶、蜂蜜	开胃润肠、养血护肝
橙子 + 香芹、豆腐干、黑木耳	减肥排毒、补钙补血
橙子 + 胡萝卜、葡萄干、醋	增强抵抗力、助消化

购买橙子小贴士

橙子并不是越光滑越好，可选购表皮小孔较多、比较粗糙的。另外，可用湿纸巾在水果表面擦一擦，如果上了色素，一般都会在纸巾上留下颜色。

质佳的橙子并不一定要又圆又大，以中等大小、香浓而皮薄的为佳；感觉沉重，颜色佳、富光泽。

橙子的脐窝部分不要太大，富有水果芳香者为佳。

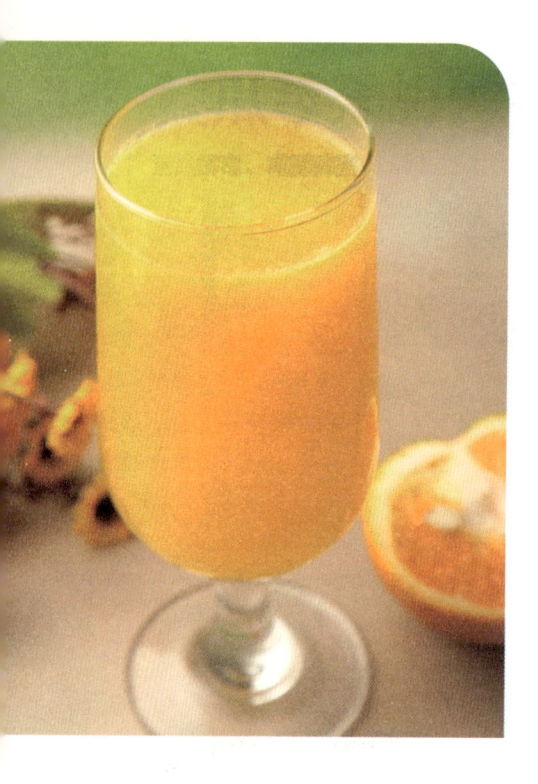

橙子汁

清肠消食、舒缓压力

◎ 原 料
橙子肉120克

◎ 做 法
1. 橙子肉切成小块。
2. 取榨汁机,选择搅拌刀座组合,倒入橙子块。
3. 注入适量纯净水,盖好盖子。
4. 选择"榨汁"功能,榨取橙汁。
5. 断电后,橙汁倒入杯中即可。

清爽蜜橙汁

瘦身排毒、促进肠胃蠕动

◎ 原 料
橙子150克

◎ 调 料
蜂蜜12毫升

◎ 做 法
1. 将橙子切去头尾,再切开,改切成小瓣,去除果皮。
2. 取榨汁机,选择搅拌刀座组合。
3. 倒入橙子、蜂蜜,注入少许温开水。
4. 盖好盖,选择"榨汁"功能,榨取果汁。
5. 断电后,果汁倒入杯中即可。

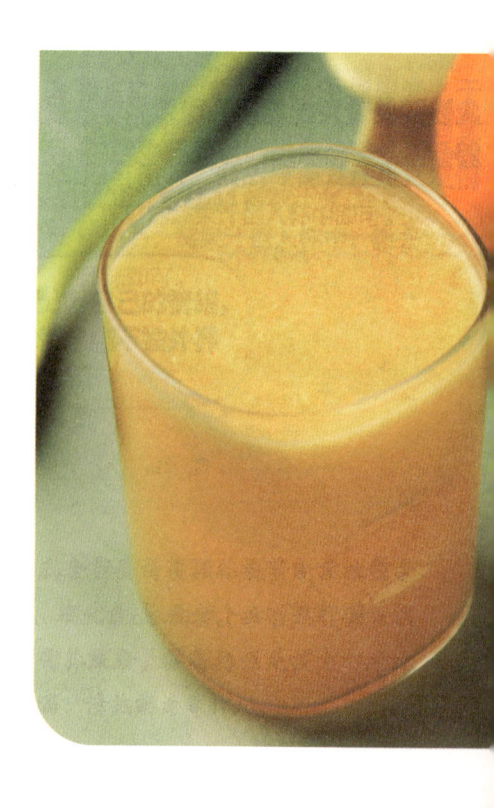

酸甜莲藕橙汁

开胃消食、活血抗衰

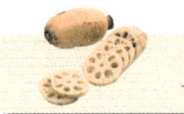

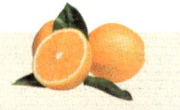

制作指导

榨汁时可以加点橙子皮，口味会更香甜。若不喜欢喝太甜的果汁，也可选择不放糖。

原料
莲藕100克，橙子1个

调料
白糖10克

做法

1. 去皮洗净的莲藕切小块，去皮的橙子切小块。
2. 锅中注入适量清水烧开，倒入莲藕块，煮1分钟至断生，捞出。
3. 取榨汁机，选择搅拌刀座组合，将食材倒入搅拌杯中。
4. 加入适量纯净水，盖上盖，选择"榨汁"功能，榨取蔬果汁。
5. 揭盖，加入适量白糖，盖上盖，再次选择"榨汁"功能，搅拌均匀。
6. 揭开盖子，将榨好的蔬果汁倒入碗中即可。

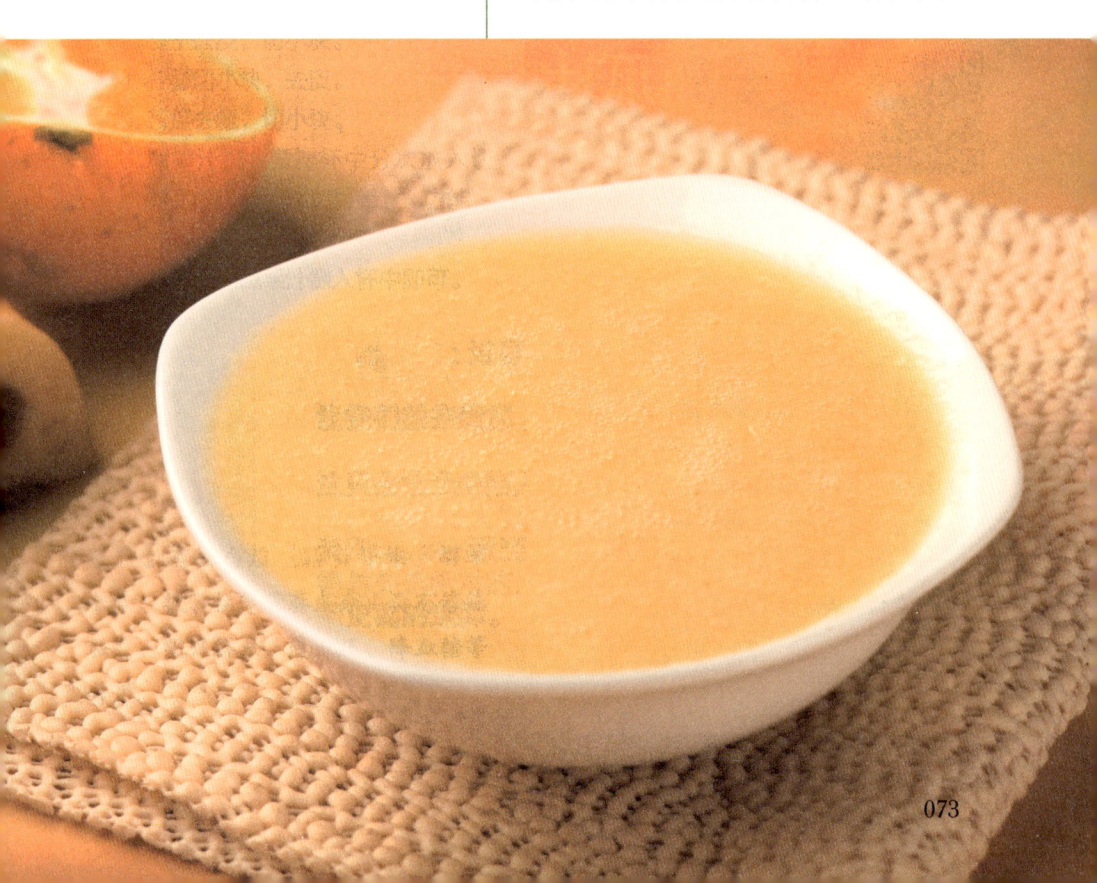

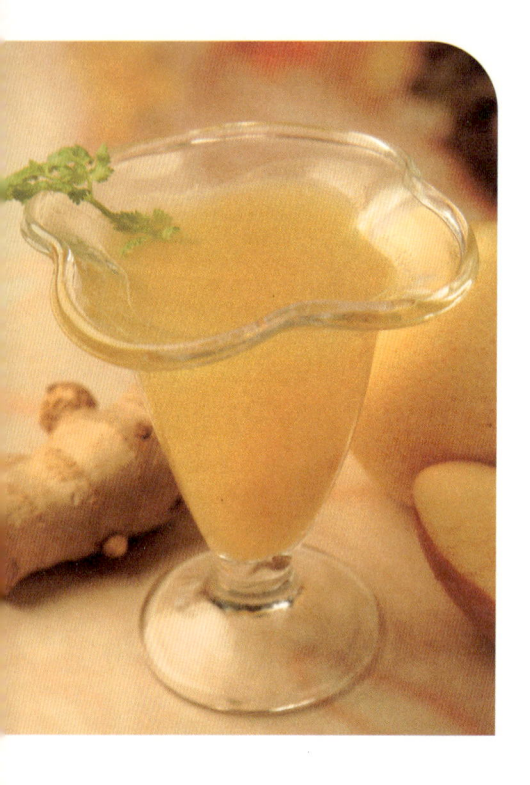

鲜姜菠萝苹果汁

缓解疲劳、消暑解渴

原 料
苹果135克，菠萝肉80克

调 料
姜块少许

做 法
1. 姜块去皮洗净，切成粗丝；洗净的苹果切开，去核，改切成小块；菠萝肉切成丁。
2. 取榨汁机，选择搅拌刀座组合，倒入苹果、菠萝肉、姜丝。
3. 注入适量纯净水，盖上盖子。
4. 选择"榨汁"功能，榨取果汁。
5. 断电后，果汁滤入杯中即可。

桃子甜瓜汁

缓解便秘、利尿消肿

原 料
桃子85克，香瓜65克

做 法
1. 洗好的桃子去核，果肉切成小块。
2. 洗净去皮的香瓜切瓣，去籽，改切成小块。
3. 取榨汁机，选择搅拌刀座组合，倒入桃子、香瓜，注入适量矿泉水。
4. 盖上盖，选择"榨汁"功能，榨取果汁。
5. 断电后，果汁倒入杯中即可。

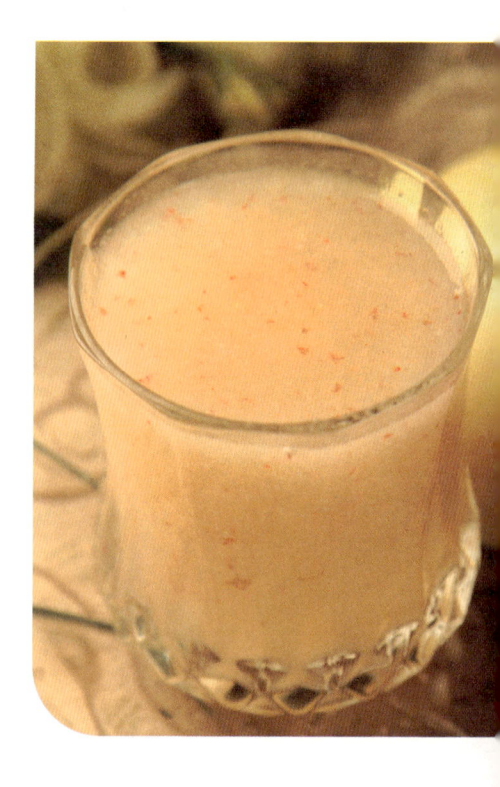

李子

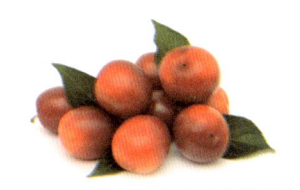

李子味酸，能促进胃酸和胃消化酶的分泌，加强胃肠蠕动，因而有改善食欲、促进消化的作用，尤其对食后饱胀、大便秘结者有益。

李子的营养价值与作用

1. 促进消化
李子能促进胃酸和胃消化酶的分泌，有增加肠胃蠕动的作用，可促进消化。

2. 清肝利水
新鲜李子肉中含有多种氨基酸，生食可缓解肝硬化腹水症状。

3. 改善贫血
李子中的维生素 B_{12} 有促进血红蛋白再生的作用，对贫血者有益处。

4. 增强免疫力
李子中的维生素 C 和其他抗氧化物质可以提高免疫系统的功能，增强免疫力。

最佳营养搭配

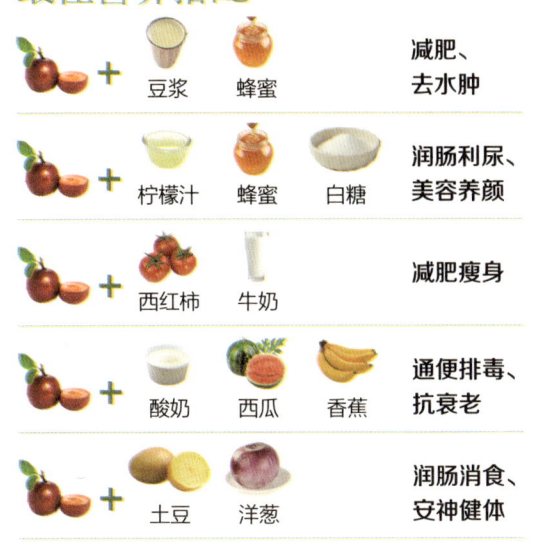

搭配	功效
李子 + 豆浆、蜂蜜	减肥、去水肿
李子 + 柠檬汁、蜂蜜、白糖	润肠利尿、美容养颜
李子 + 西红柿、牛奶	减肥瘦身
李子 + 酸奶、西瓜、香蕉	通便排毒、抗衰老
李子 + 土豆、洋葱	润肠消食、安神健体

选购李子小贴士

红肉李子以果粒硕大、果皮紫黑色、带有白色果粉为佳；黄肉李子以果皮亮黄色、肉质软有弹性为佳；桃接李子以色泽鲜亮微呈透明状、有弹性者为佳。

李子味苦涩或放入水中漂浮者为有毒，不宜食用。

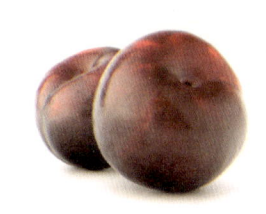

香蕉李子汁

润肠通便、清肝利水

制作指导

榨汁时，可以加入适量蜂蜜或白糖调味。

原料

香蕉200克，李子150克

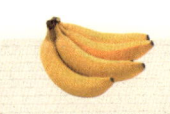

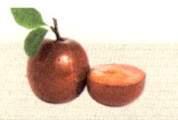

做法

1. 香蕉去皮，切成小段。
2. 洗净的李子切开，去核，再切成小块。
3. 取榨汁机，选择搅拌刀座组合，倒入香蕉、李子。
4. 注入适量纯净水。
5. 盖上盖，选择"榨汁"功能，榨约30秒。
6. 将榨好的果汁滤入杯中即可。

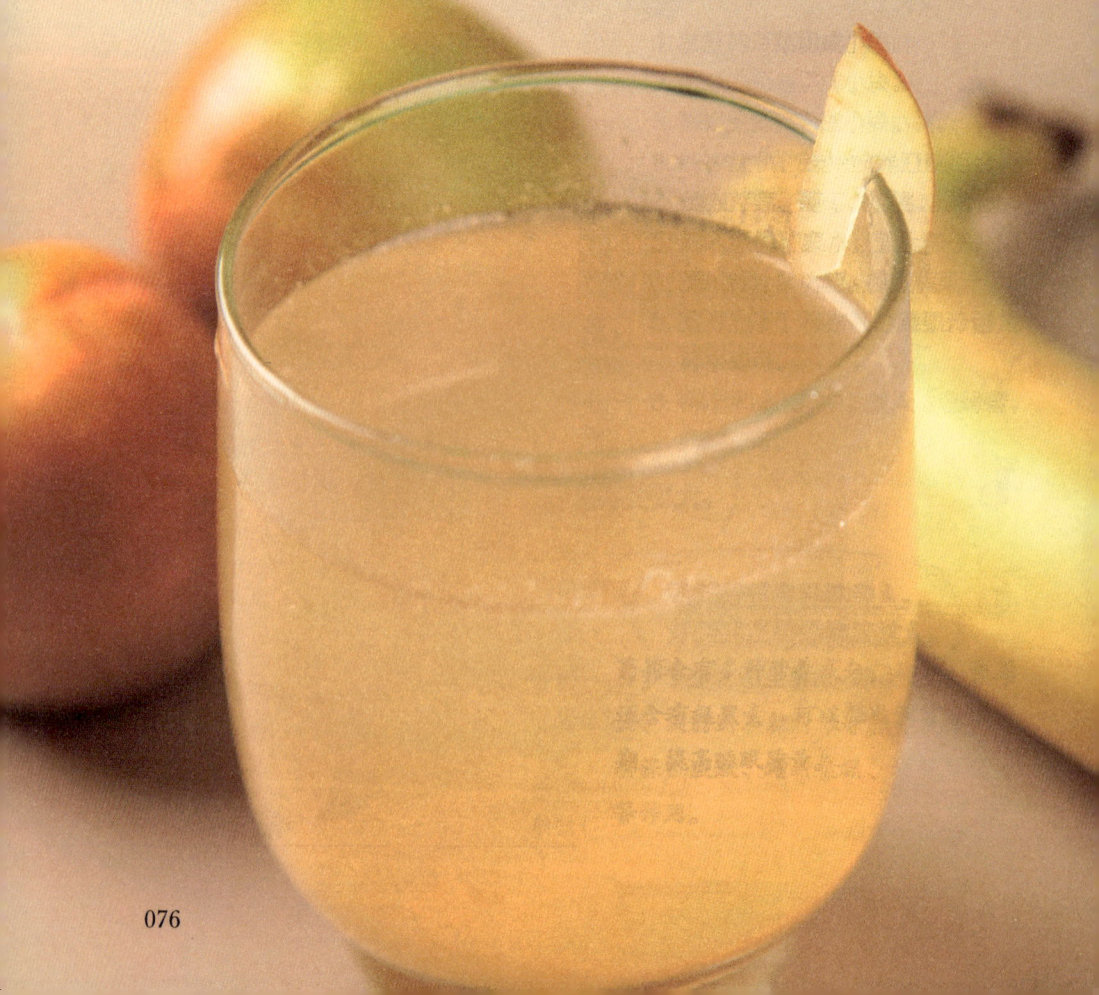

火龙果

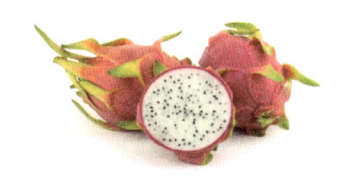

火龙果含有蛋白质、膳食纤维、B族维生素、花青素等营养成分，具有增强血管弹性、降血压、增强免疫力等作用。

火龙果的营养价值与作用

1. 排毒、抗衰老

火龙果中的花青素含量较高，有抗氧化、抗自由基、抗衰老的作用，常食可预防痴呆症。

2. 美白皮肤

消除氧自由基，具有美白皮肤的作用。

3. 润肠通便

火龙果中芝麻状的果粒具有促进胃肠蠕动的作用，能缓解便秘的症状。

4. 预防贫血

火龙果的含铁量比一般的水果要高，摄入适量的铁质可以预防贫血。

最佳营养搭配

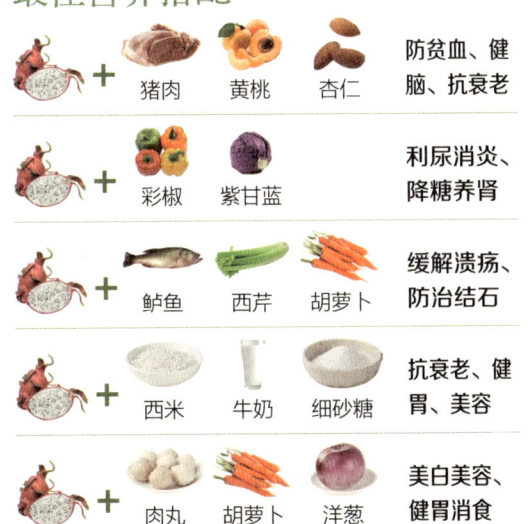

搭配	功效
火龙果 + 猪肉、黄桃、杏仁	防贫血、健脑、抗衰老
火龙果 + 彩椒、紫甘蓝	利尿消炎、降糖养肾
火龙果 + 鲈鱼、西芹、胡萝卜	缓解溃疡、防治结石
火龙果 + 西米、牛奶、细砂糖	抗衰老、健胃、美容
火龙果 + 肉丸、胡萝卜、洋葱	美白美容、健胃消食

购买火龙果小贴士

火龙果分为三类：白火龙果紫红皮白肉，有细小黑色种子分布其中，品质一般；红火龙果红皮红肉，品质较好；黄火龙果黄皮白肉，品质最佳。

火龙果越重，代表汁多、果肉丰满。表面红色部分越红越好，绿色的部分越绿越新鲜。若绿色部分枯黄，表示不新鲜。

个大饱满、中间浑圆凸起、果皮像鳞片一样外翻为上品。

火龙果汁

促消化、抗衰美容

制作指导
火龙果中的黑色果粒对肠道有益，所以不要打得很碎。

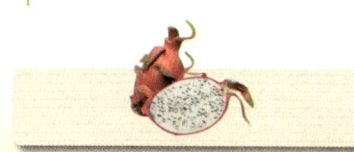

原料
火龙果350克

做法
1. 洗净的火龙果去除头尾，切开，去除果皮，将果肉切成小块。
2. 取榨汁机，选择搅拌刀座组合。
3. 倒入火龙果，注入适量温开水，盖上盖。
4. 选择"榨汁"功能，榨取果汁。
5. 断电后，将果汁倒入杯中即可。

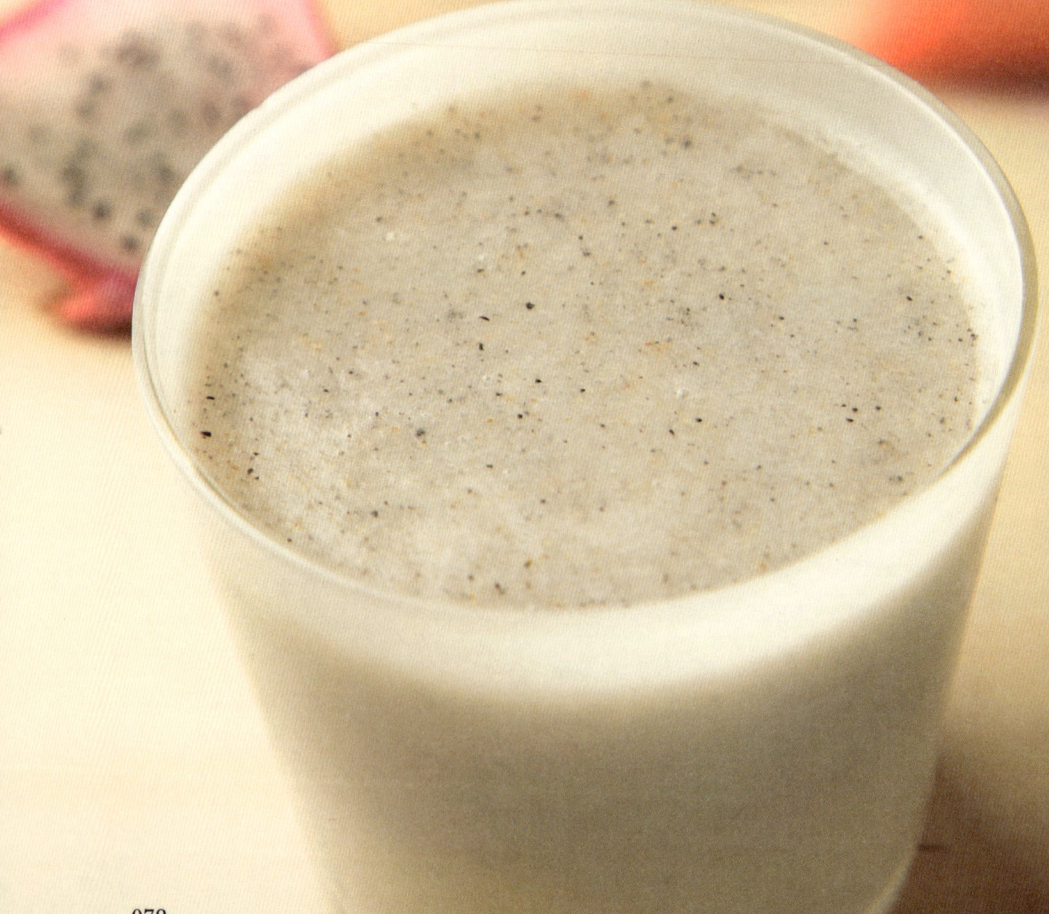

减肥同时还能排毒

葡萄柚

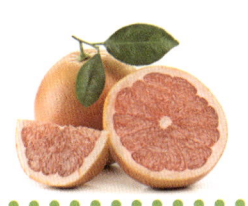

葡萄柚含有膳食纤维、维生素A、维生素C、维生素P等营养成分，具有美白皮肤、开胃、排毒等作用。

葡萄柚的营养价值与作用

1. 对高血压及肾脏病有帮助

葡萄柚富含钾而几乎不含钠，对高血压、心脏病及肾脏病有一定的食疗作用。

2. 孕妇保健

葡萄柚含有天然叶酸，可预防孕妇出现胎儿宫内发育迟缓、早产等情况。

3. 肌肤美容

葡萄柚富含碳水化合物、氨基酸与果酸，有润泽肌肤的作用。

最佳营养搭配

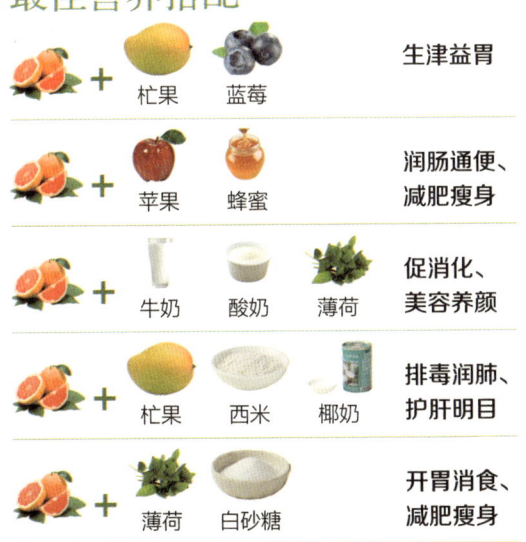

搭配	功效
葡萄柚 + 杧果 + 蓝莓	生津益胃
葡萄柚 + 苹果 + 蜂蜜	润肠通便、减肥瘦身
葡萄柚 + 牛奶 + 酸奶 + 薄荷	促消化、美容养颜
葡萄柚 + 杧果 + 西米 + 椰奶	排毒润肺、护肝明目
葡萄柚 + 薄荷 + 白砂糖	开胃消食、减肥瘦身

选购葡萄柚小贴士

葡萄柚表面光滑平亮，表示皮薄，果实成熟度高。成熟果体越重，表示水分越多、越甜。

不要挑选果皮膨松、粗糙或有尖头的葡萄柚，因为它可能会较为干涩。

葡萄柚的外皮粗硬，味道和水分都会不足，最好不要选购。

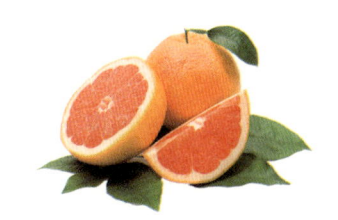

蜂蜜葡萄柚汁

美容养颜、排毒瘦身

制作指导
榨汁时间不宜过久，这样可以保留葡萄柚的口感。

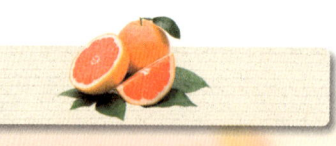

原料
葡萄柚300克

调料
蜂蜜少许

做法
1. 葡萄柚掰开，切去膜，取出果肉。
2. 取榨汁机，选择搅拌刀座组合，倒入葡萄柚、蜂蜜。
3. 注入适量纯净水。
4. 盖上盖，选择"榨汁"功能，榨约30秒。
5. 将榨好的果汁滤入杯中即可。

木瓜马蹄萝卜饮

清热去火、消食除胀

制作指导

胡萝卜的粗纤维较多，滤取果汁时最好选用细密的滤网，这样蔬果汁的口感更佳。

原料

木瓜135克，马蹄肉90克，胡萝卜75克

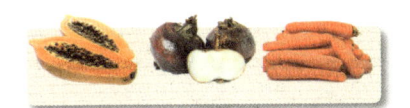

做法

1. 洗净的马蹄肉切成小块。
2. 木瓜去皮，去瓤，切成丁。
3. 去皮洗净的胡萝卜切成小块。
4. 取榨汁机，选择搅拌刀座组合，倒入木瓜肉、马蹄肉和胡萝卜。
5. 注入适量纯净水，盖上盖子。
6. 选择"榨汁"功能，榨取蔬果汁。
7. 将蔬果汁滤入杯中即成。

知识点

马蹄含有膳食纤维、胡萝卜素、B族维生素、钙、磷、钾、钠、镁、铁等营养成分，具有降血压、清热解毒、消食除胀等作用。

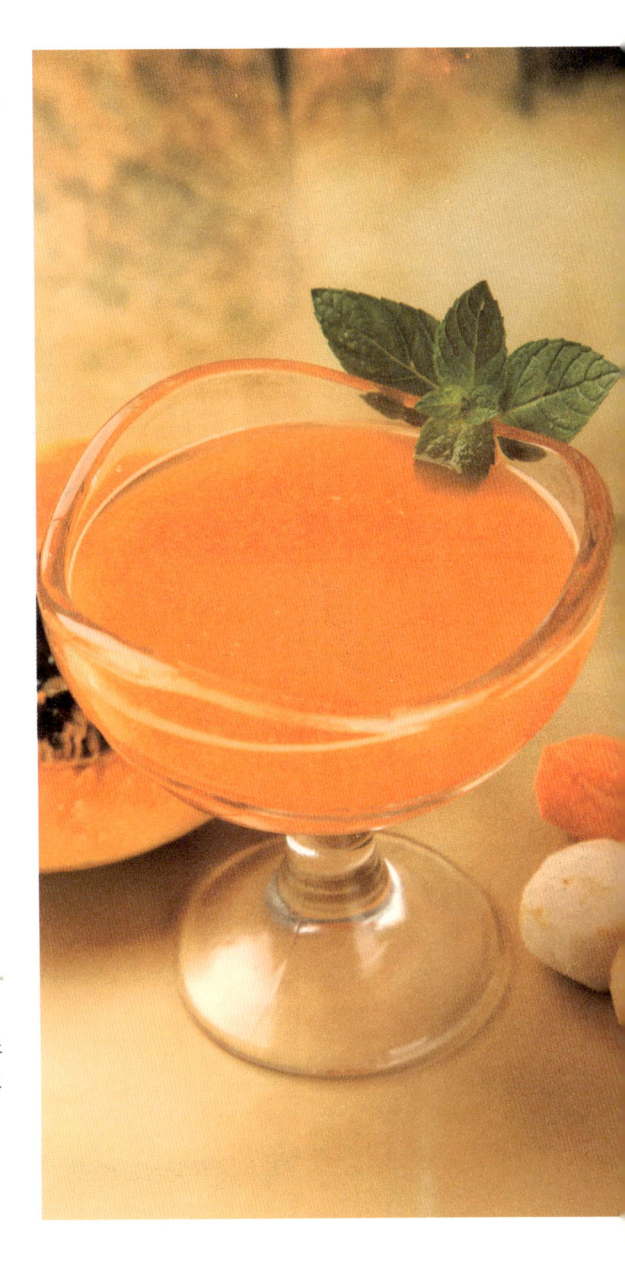

火龙果豆浆

美容养颜、通便瘦身

制作指导

若夏季饮用此豆浆，可以先放入冰箱冷藏一会儿，口感更佳。

原料

水发黄豆60克，火龙果30克

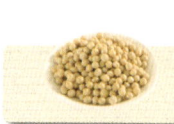

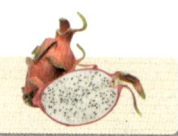

做法

1. 将已浸泡8小时的黄豆洗干净，倒入滤网，沥干水分。
2. 火龙果去皮，切成小块。
3. 将黄豆、火龙果肉倒入豆浆机中，注入适量清水至水位线即可。
4. 盖上豆浆机机头，选择"五谷"程序，再选择"开始"键，开始打浆。
5. 待豆浆机运转约15分钟后，即成豆浆。
6. 把煮好的豆浆滤入碗中即可。

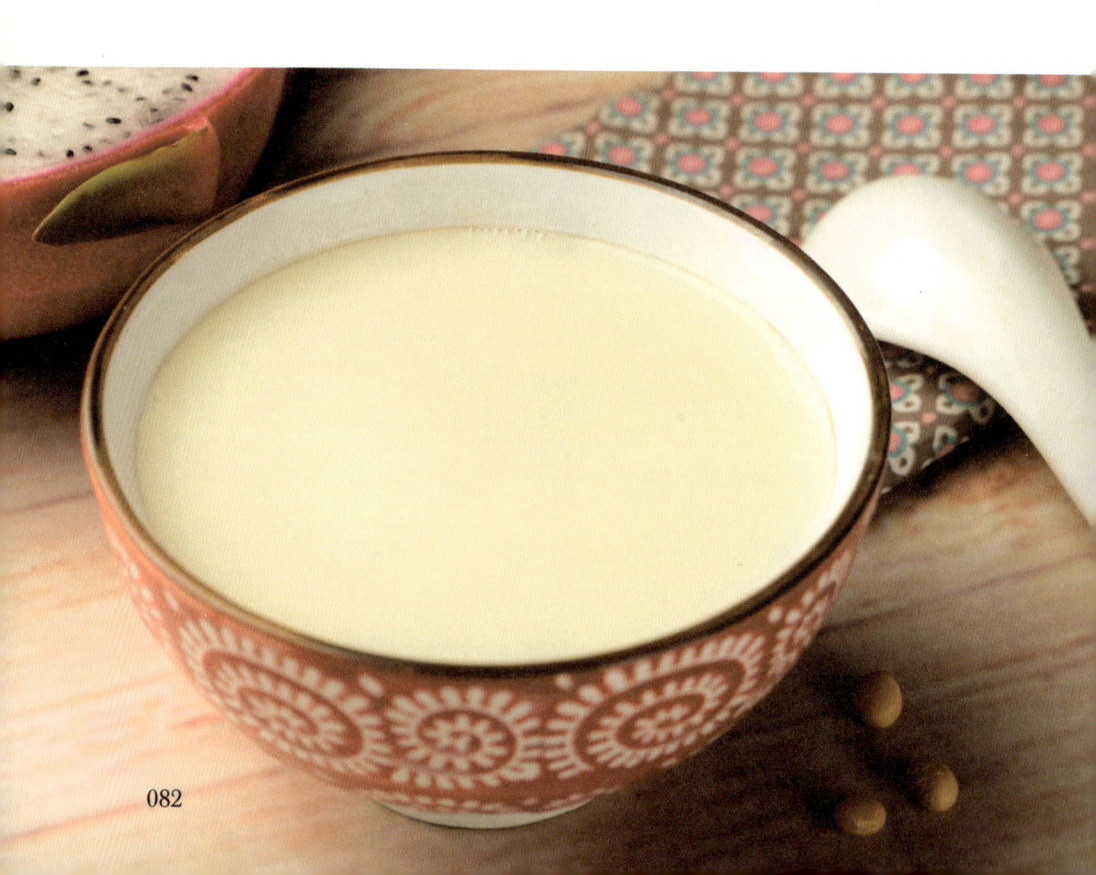

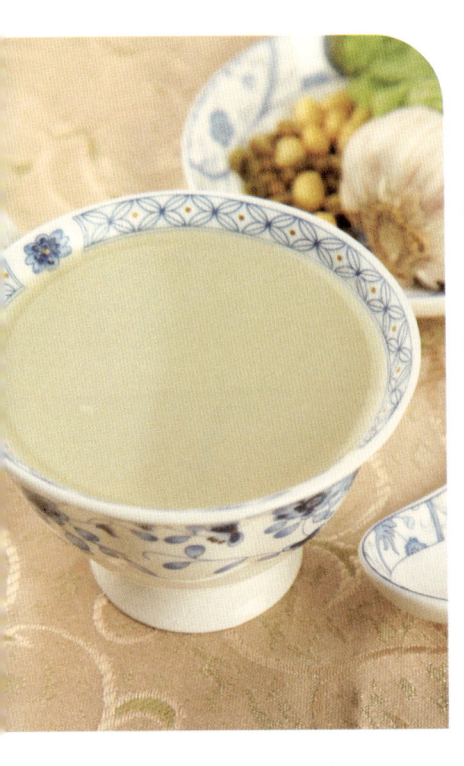

生菜蒜汁豆浆

减肥瘦身

🌱 原 料

生菜10克，蒜头10克，水发黄豆50克

🌱 做 法

1. 洗净的生菜切段，再切碎。
2. 将已浸泡8小时的黄豆洗干净，倒入滤网，沥干水分。
3. 将蒜头、黄豆、生菜倒入豆浆机中，注入适量清水至水位线即可，选择"开始"键，开始打浆。
4. 待豆浆机运转约15分钟后，即成豆浆。

芦荟白菜汁

促进消化、提高免疫力

🌱 原 料

白菜150克，芦荟30克，苹果150克

🌱 做 法

1. 洗净的苹果切开，去核，切成小块。
2. 洗好的白菜切成小块。
3. 洗净的芦荟切片，再切成小块。
4. 取榨汁机，选择搅拌刀座组合。
5. 倒入白菜、苹果、芦荟，注入适量矿泉水。
6. 盖上盖，选定"榨汁"功能，开始榨汁。
7. 将榨好的蔬果汁倒入杯中即可。

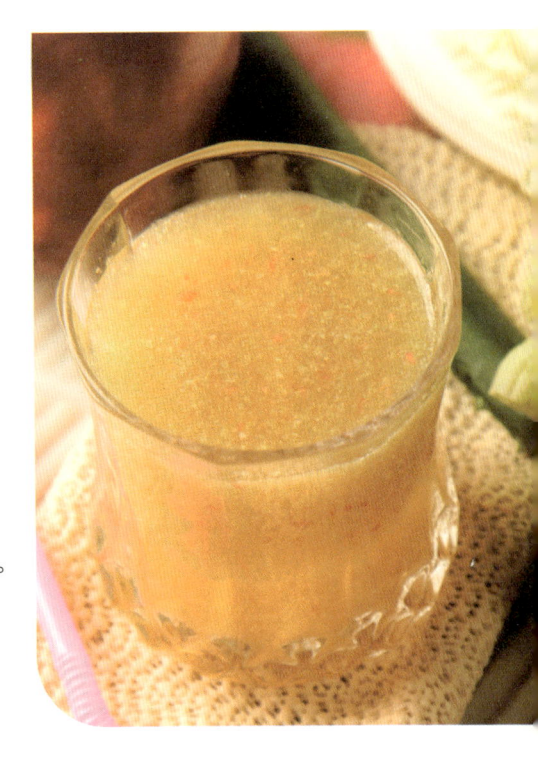

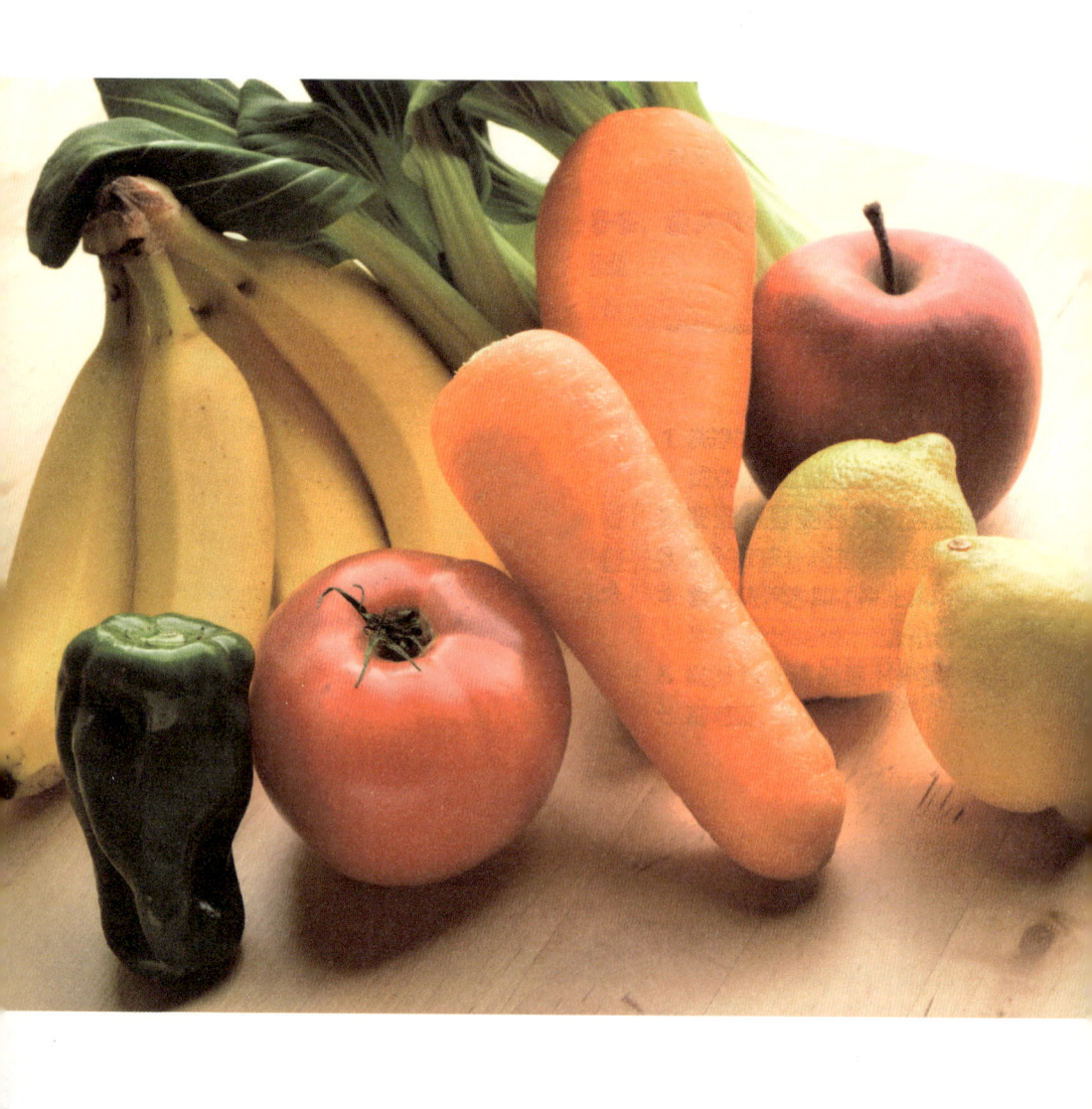

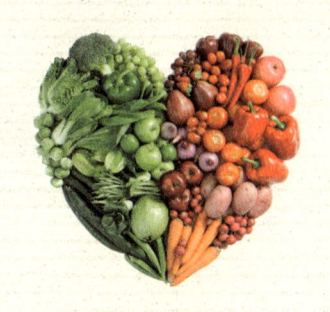

Part 4

33道精选四季蔬果汁，让身体充满元气

本章介绍四季蔬果汁，春饮草莓搭配香蕉汁，酸甜开胃唤醒活力；夏饮西瓜搭配柠檬汁，清热解暑击退燥热；秋饮梨与苹果汁，润肺润燥；冬饮橙子配猕猴桃汁，补充维生素C。

不同季节选当季鲜果榨汁，简单调配即能为身体注入元气，让每一餐都洋溢着自然果香与健康能量。

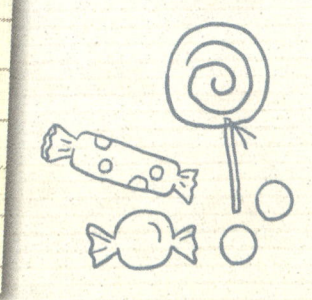

春季精选元气蔬果汁

草莓

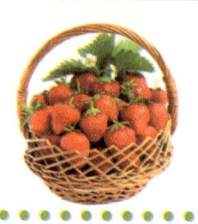

草莓含有氨基酸、果糖、蔗糖、柠檬酸、苹果酸、维生素B_1、烟酸及钙、铁等营养物质,对动脉硬化、冠心病、高血压、高血脂等有很好的食疗作用。

草莓的营养价值与作用

1. 明目
草莓所含的胡萝卜素是合成维生素A的重要物质,具有明目养肝的作用。

2. 滋补调理
草莓对胃肠道和贫血均有一定的滋补、调理作用。

3. 助消化
含有大量果胶及纤维素,可促进胃肠蠕动,帮助消化、改善便秘。

最佳营养搭配

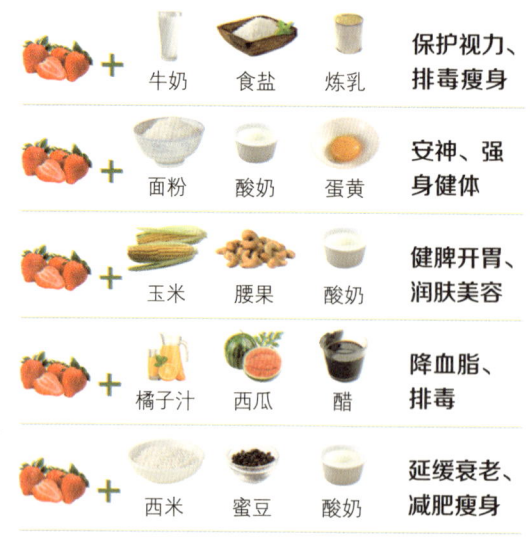

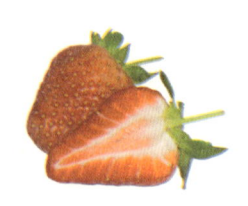

草莓 + 牛奶、食盐、炼乳	保护视力、排毒瘦身
草莓 + 面粉、酸奶、蛋黄	安神、强身健体
草莓 + 玉米、腰果、酸奶	健脾开胃、润肤美容
草莓 + 橘子汁、西瓜、醋	降血脂、排毒
草莓 + 西米、蜜豆、酸奶	延缓衰老、减肥瘦身

选购草莓小贴士

首先不买畸形草莓,正常生长的草莓外观呈心形。

色鲜个大、颗粒上有畸形凸起、咬开后中间有空心的草莓往往是在种植过程中滥用激素造成的,长期食用有可能损害人体健康。

应尽量挑选色泽鲜亮、有光泽、结实、手感较硬的草莓。

制作指导

苹果榨汁时不宜去皮，以免损失了营养物质。

草莓苹果汁

降低血压、美白祛斑

原料

苹果120克，草莓100克，柠檬70克

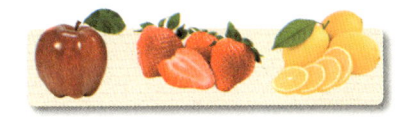

调料

白糖7克

做法

1. 将洗净的苹果切开，去核，切成块。
2. 洗净的草莓去蒂，切小块。
3. 取榨汁机，选择搅拌刀座组合，倒入切好的水果，再注入适量矿泉水，加入白糖，盖好盖。
4. 通电后选择"榨汁"功能，榨取果汁。
5. 揭盖，果汁中挤入柠檬汁。
6. 盖上盖，再选择"榨汁"功能，搅拌至果汁混匀，倒入碗中即可。

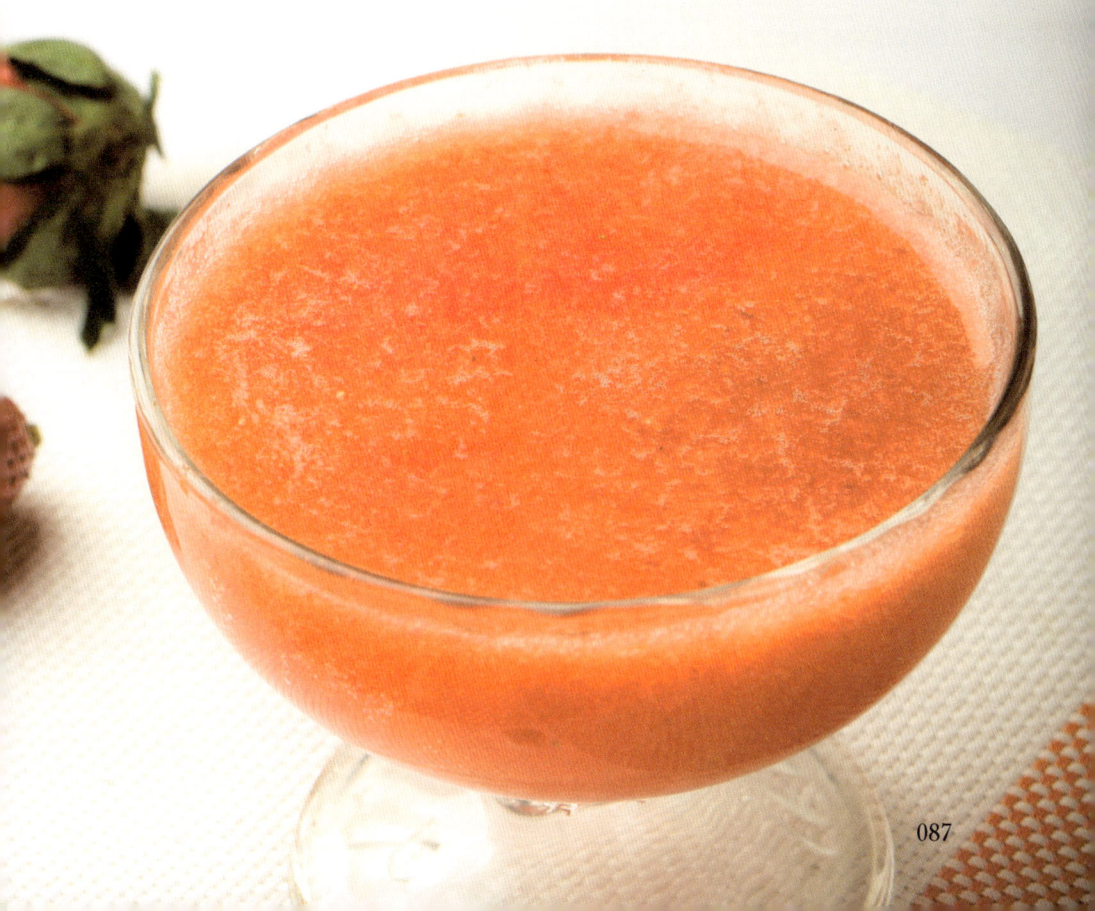

草莓豆浆

助消瘦身、美容养颜

制作指导
草莓可用淡盐水或淘米水浸泡5分钟,这样更易清洗干净。

原料
水发黄豆60克,草莓50克

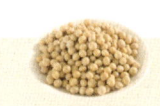

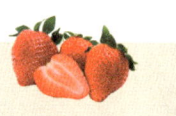

调料
冰糖适量

做法
1. 将已浸泡8小时的黄豆洗净,倒入滤网,沥干水分。
2. 豆浆机中加入冰糖,放入洗净的黄豆、草莓,注入适量清水至水位线即可。
3. 盖上机头,选择"五谷"程序,再选择"开始"键,开始打浆。
4. 待豆浆机运转约15分钟后,即成豆浆。
5. 将豆浆倒入碗中,用汤匙捞去浮沫即可。

知识点

草莓含有维生素A、维生素C、维生素E、氨基酸、钙、镁、磷、铁等营养成分,具有开胃、美容、益血、健脑等作用。

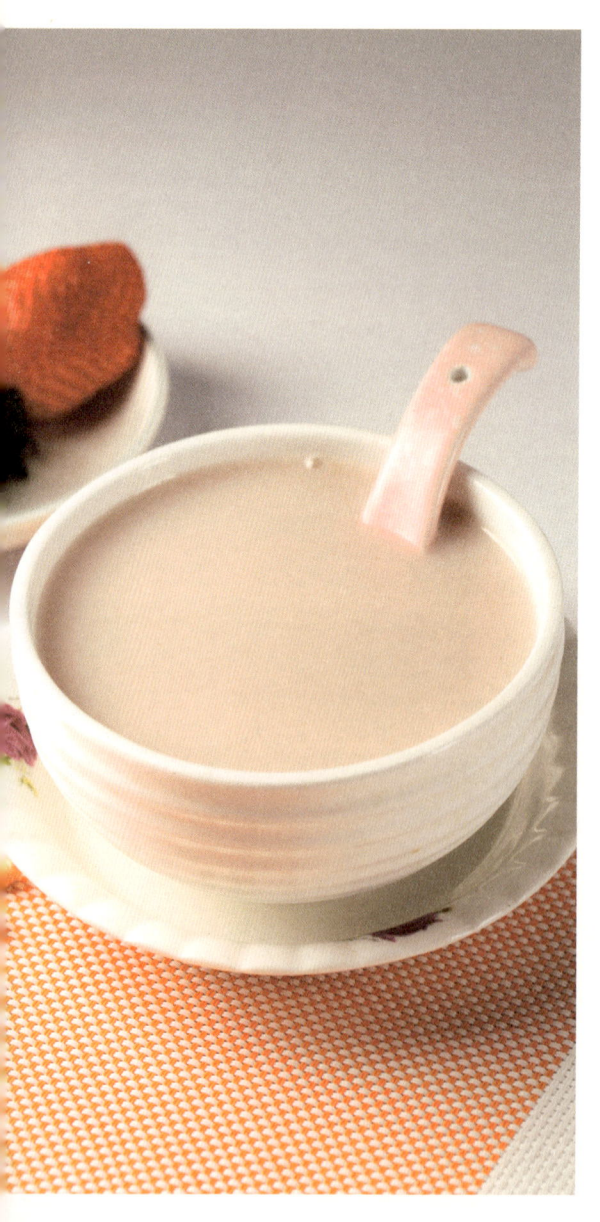

芹菜

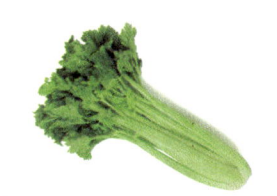

芹菜含有蛋白质、胡萝卜素、B族维生素、钙、磷、铁等营养成分，有平肝清热、祛风利湿的作用，还有助于降血压。

芹菜的营养价值与作用

1. 平肝降压

芹菜含有酸性的降压成分，对于原发性、妊娠性及更年期高血压均有缓解作用。

2. 养血补虚

芹菜含铁量较高，能补充妇女经血的损失，经常食用可使目光有神、头发黑亮。

3. 清热解毒

春季气候干燥，人们往往感到口干舌燥、气喘心烦，常吃芹菜有助于清热解毒。

4. 促进肠道运动

芹菜含有丰富的膳食纤维，能促进肠道运动，有润肠通便的作用。

最佳营养搭配

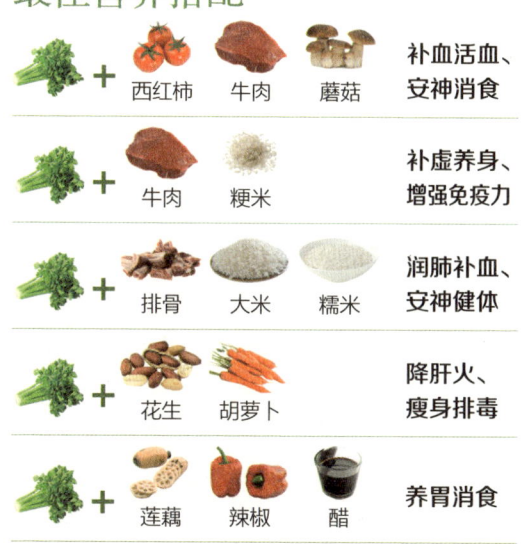

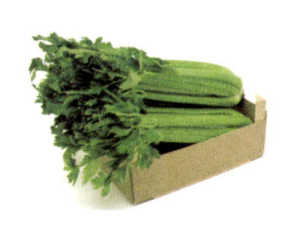

芹菜 +	西红柿	牛肉	蘑菇	补血活血、安神消食
芹菜 +	牛肉	粳米		补虚养身、增强免疫力
芹菜 +	排骨	大米	糯米	润肺补血、安神健体
芹菜 +	花生	胡萝卜		降肝火、瘦身排毒
芹菜 +	莲藕	辣椒	醋	养胃消食

购买芹菜小贴士

选购芹菜，色泽要鲜绿，叶柄应是厚的，茎部稍呈圆形，内侧微向内凹，梗短而粗壮，菜叶翠绿而稀少，这种芹菜品质是上好的。

另外，挑选芹菜时掐一下秆部，易折断的为嫩芹菜，不易折的为老芹菜。

芹菜汁

清热解毒、减压减肥

制作指导
芹菜的含水量较多，加入的矿泉水不宜太多，以免减淡了芹菜汁的味道。

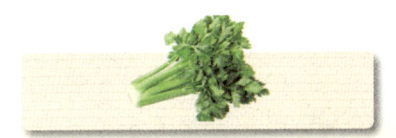

原 料
芹菜200克

做 法
1. 将洗净的芹菜切成粒状。
2. 取榨汁机，选择搅拌刀座组合，倒入芹菜粒。
3. 注入少许矿泉水，盖上盖。
4. 通电后选择"榨汁"功能，榨取汁水。
5. 断电后，榨好的芹菜汁倒入杯中即可。

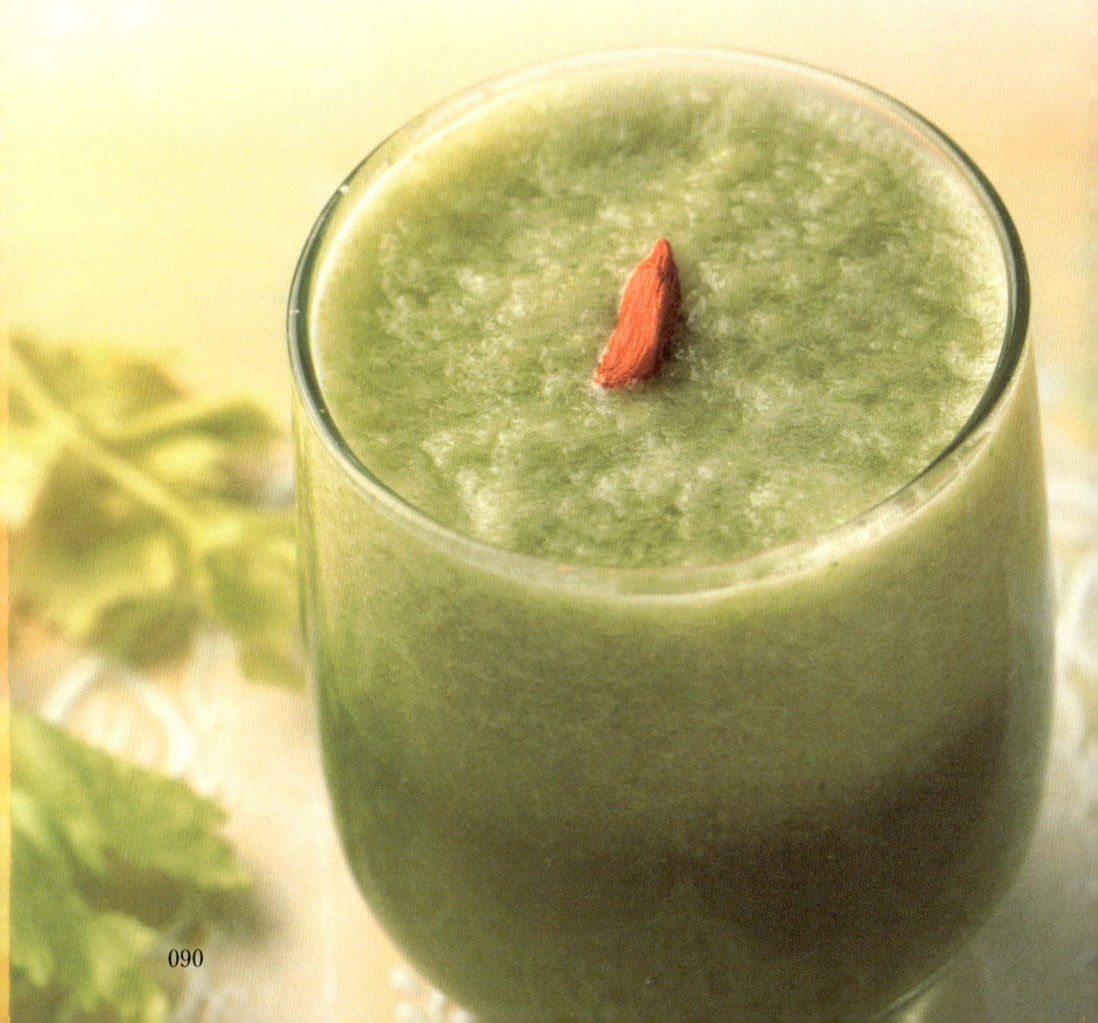

制作指导

胡萝卜焯水时间不要过久，否则会破坏其营养。

柠檬蔬菜汁

清热解毒、减肥消脂

原料

胡萝卜120克，包菜100克，芹菜80克，柠檬80克

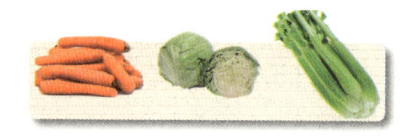

做法

1. 将洗净的包菜切小块，芹菜切粒，洗净去皮的胡萝卜切丁。
2. 锅中注入适量清水烧开，倒入包菜，拌煮约30秒至熟软。
3. 捞出包菜，沥干水分。
4. 取榨汁机，选择搅拌刀座组合，倒入包菜、胡萝卜、芹菜。
5. 加入适量矿泉水，盖上盖，选择"榨汁"功能，榨取蔬菜汁。
6. 把榨好的蔬菜汁倒入杯中，挤入柠檬汁，搅拌均匀即可。

知识点

包菜含有维生素C、维生素K、B族维生素、胡萝卜素、叶酸和钾等营养成分，有利五脏、调六腑、清热解毒的作用。

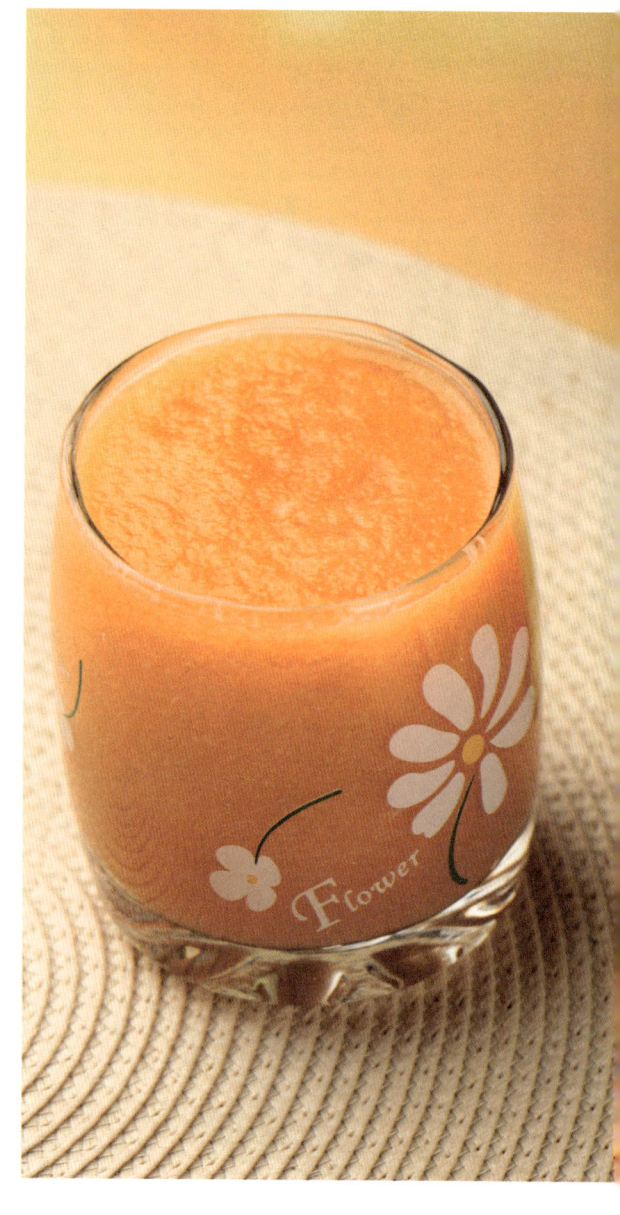

芹菜胡萝卜汁

降低血压、促进消化

制作指导

芹菜含有大量粗纤维，切得小一些，榨汁饮用的口感会更好。

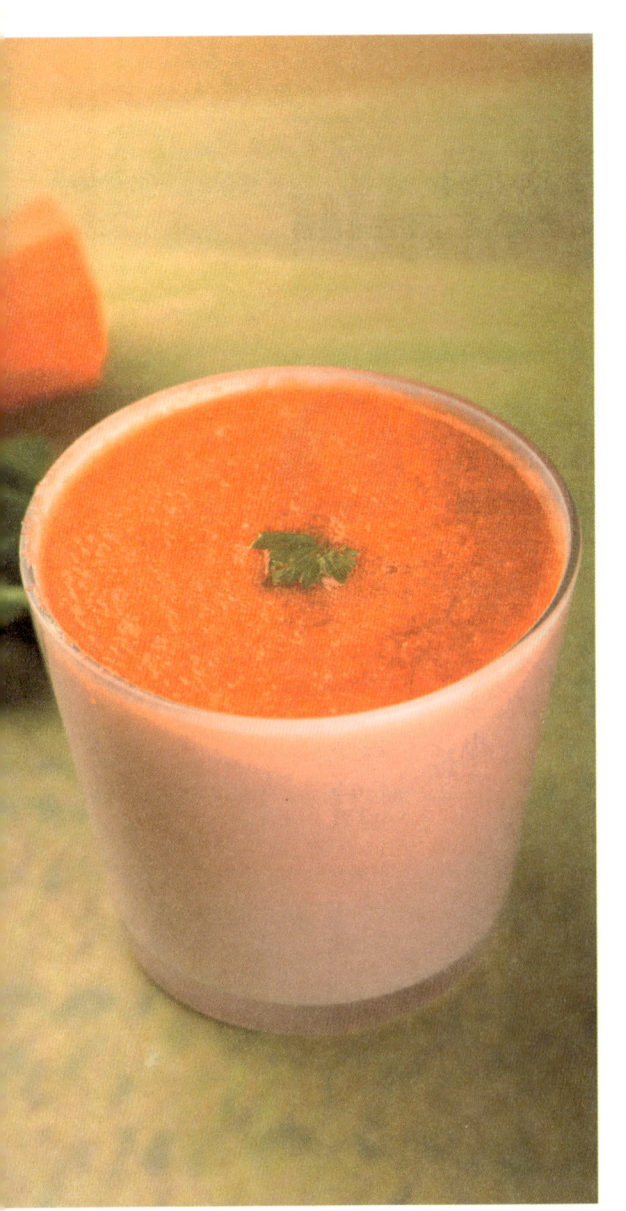

原料

芹菜70克，胡萝卜200克

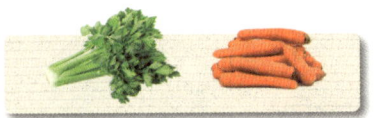

做法

1. 将洗净去皮的胡萝卜切条块，改切成丁。
2. 洗好的芹菜切成粒。
3. 取榨汁机，选择搅拌刀座组合，倒入芹菜、胡萝卜。
4. 加入适量矿泉水。
5. 盖上盖子，选择"榨汁"功能，榨取蔬菜汁。
6. 揭开盖子，把榨好的蔬菜汁倒入杯中即可。

知识点

芹菜含有蛋白质、食物纤维、维生素、甘露醇、钙、铁、磷等营养物质，具有降血压、降血脂、预防动脉粥样硬化的作用。

制作指导

西芹应先将老筋去除，以免打豆浆时出现太多菜渣。

绿豆西芹豆浆

清热化毒、滋润肠胃

原料

西芹20克，绿豆50克

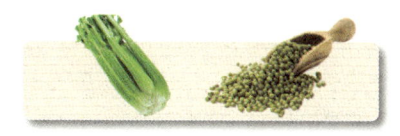

调料

冰糖10克

做法

1. 将洗净的西芹切成小段。
2. 将已浸泡6小时的绿豆洗净，倒入滤网，沥干水分。
3. 把西芹、绿豆、冰糖倒入豆浆机中，注入适量清水至水位线即可。
4. 盖上豆浆机机头，选择"五谷"程序，再选择"开始"键，开始打浆。
5. 待豆浆机运转约15分钟后，即成豆浆。
6. 把豆浆倒入碗中，撇去浮沫即可。

知识点

西芹含有蛋白质、钠等营养成分，具有补铁补血、乌黑头发等作用。

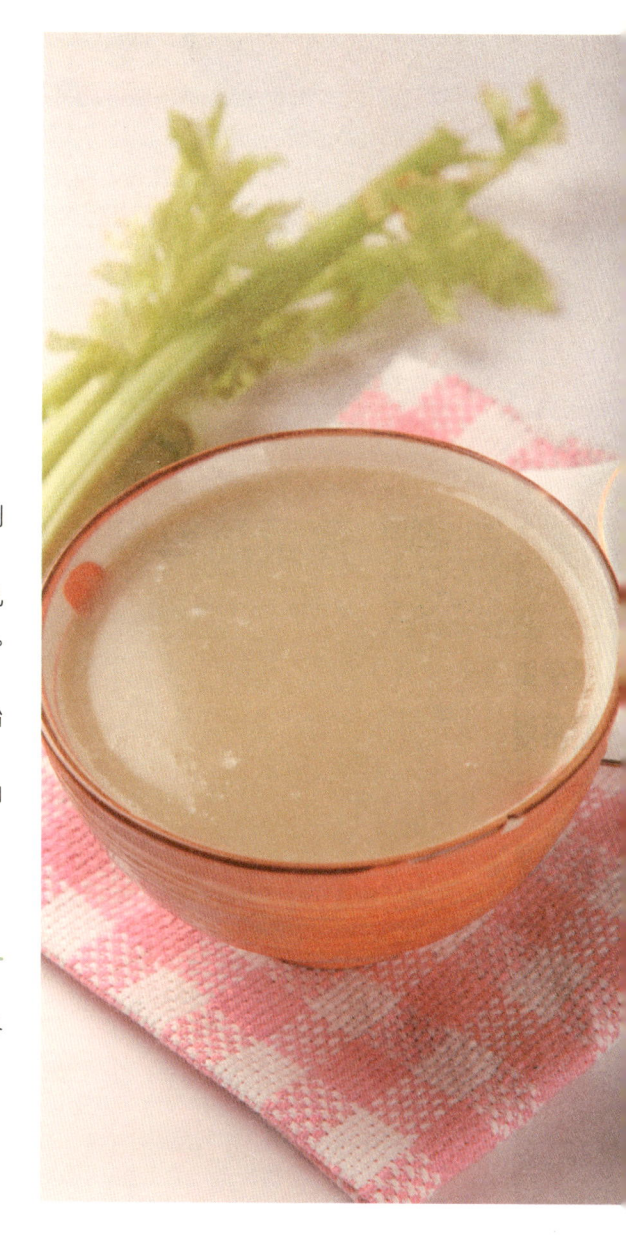

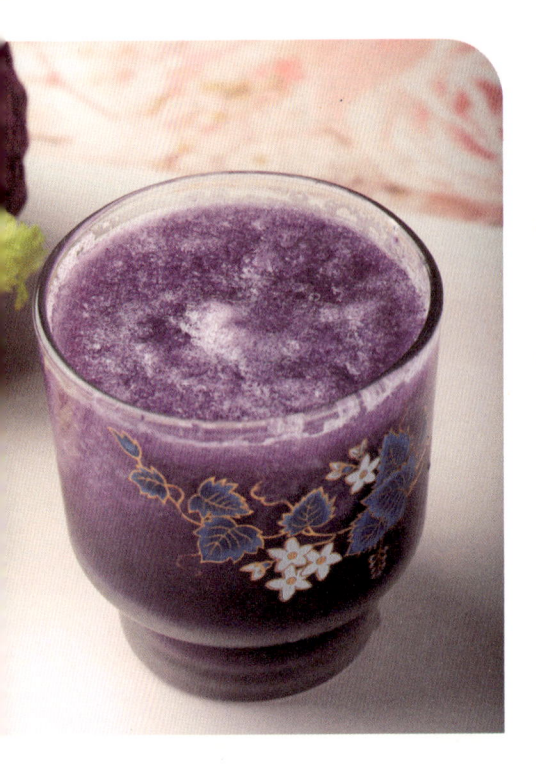

紫甘蓝芹菜汁

益气健身、减脂清肠

🥬 原料
紫甘蓝100克，芹菜80克

✅ 做法
1. 洗好的芹菜切成小段。
2. 洗净的紫甘蓝切成条，再切小块。
3. 取榨汁机，选择搅拌刀座组合，倒入紫甘蓝、芹菜。
4. 加入适量纯净水。
5. 盖上盖，选择"榨汁"功能，榨取蔬菜汁。
6. 将榨好的蔬菜汁倒入杯中即可。

芹菜莴笋柠檬汁

通便排毒、润肠润肺

🥬 原料
芹菜50克，莴笋90克，柠檬70克

🧂 调料
蜂蜜15毫升

✅ 做法
1. 洗净的芹菜切粒，去皮洗净的莴笋切丁，去皮的柠檬切小块。
2. 锅中注入适量清水烧开，放入莴笋丁，煮约30秒；加入芹菜丁，再煮约30秒至熟。
3. 捞出食材，沥干水分。
4. 取榨汁机，选择搅拌刀座组合，倒入柠檬、莴笋、芹菜，注入适量矿泉水，盖上盖，选择"榨汁"功能，榨取蔬果汁。
5. 揭开盖，加入适量蜂蜜；盖上盖，再次选择"榨汁"功能，搅拌均匀即可。

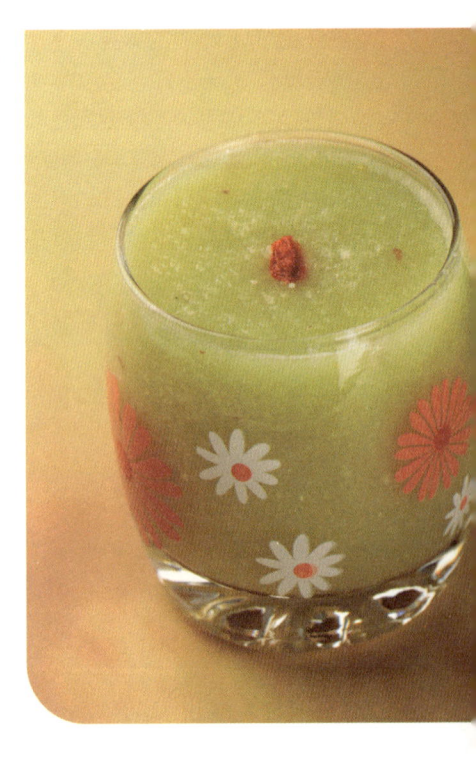

芹菜胡萝卜柑橘汁

利尿消肿、促进肠胃蠕动

制作指导

榨汁时可以放入少许橘皮，食疗效果更佳。

原料

芹菜70克，胡萝卜100克，柑橘1个

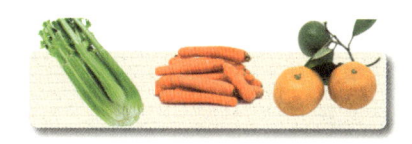

做法

1. 洗净的芹菜切成小段。
2. 洗好去皮的胡萝卜切条，改切成粒。
3. 柑橘去皮，掰成瓣，去掉橘络。
4. 取榨汁机，选择搅拌刀座组合，倒入芹菜、胡萝卜、柑橘。
5. 加入适量矿泉水。
6. 盖上盖，选择"榨汁"功能，榨取蔬果汁。
7. 把榨好的蔬果汁倒入杯中即可。

知识点

柑橘含有橙皮苷、柠檬酸、苹果酸、葡萄糖、维生素C等成分，对胃阴不足、胃气郁滞所致的胸中烦热、失眠抑郁等症状有一定的食疗作用。

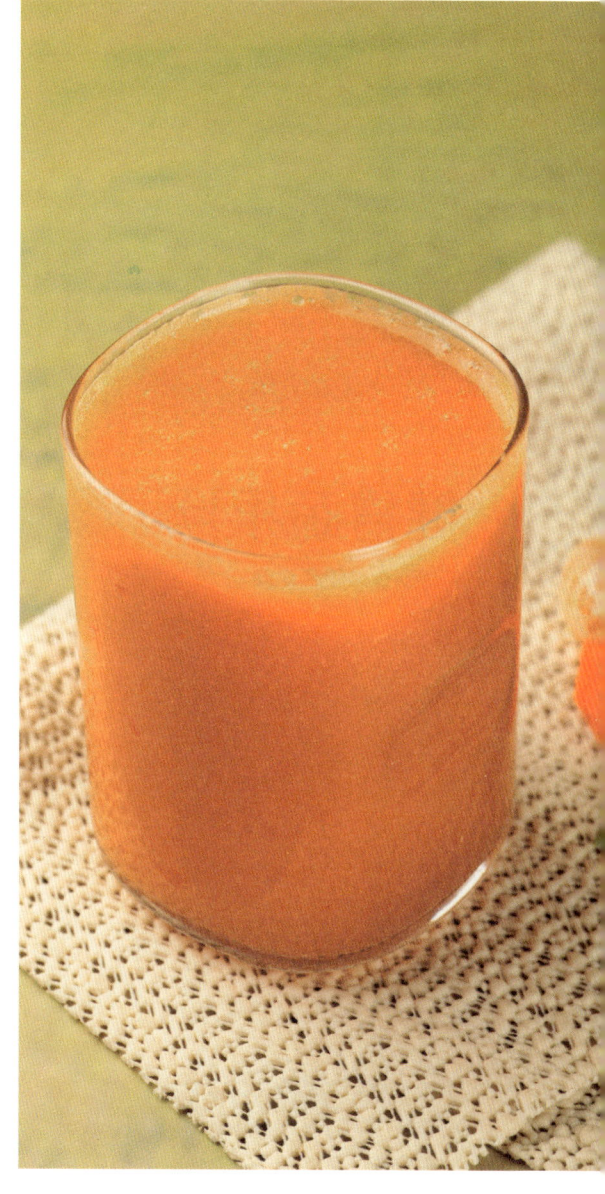

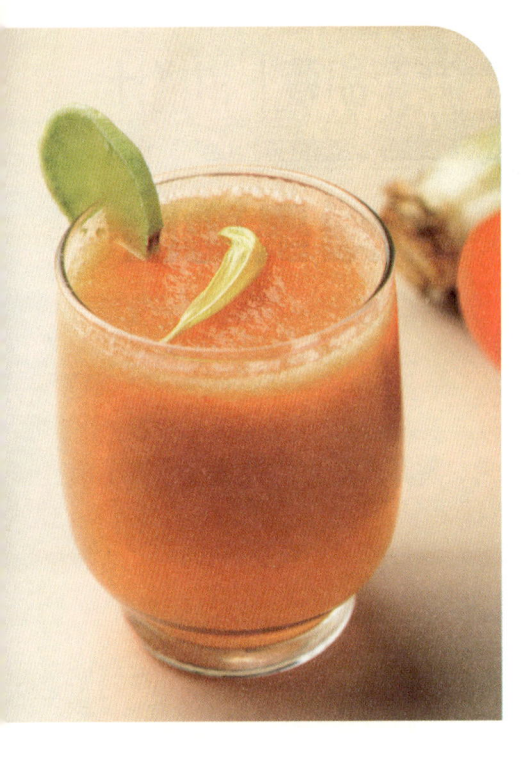

西红柿芹菜莴笋汁

利尿通便、瘦身减肥

原 料
西红柿100克，莴笋150克，芹菜70克

调 料
蜂蜜15毫升

做 法
1. 将洗好的芹菜切小段，洗净去皮的莴笋切丁，西红柿切成丁。
2. 锅中注水烧开，倒入莴笋丁，煮至沸腾；加入芹菜段，略煮片刻，捞出。
3. 取榨汁机，将食材倒入搅拌杯中，加适量纯净水，盖上盖，榨取蔬菜汁。
4. 揭开盖，倒入蜂蜜；盖上盖，再选择"榨汁"功能，搅拌均匀即可。

健胃蔬果汁

开胃消食、润肠利尿

原 料
苹果120克，菠萝肉70克，橙子肉50克，紫甘蓝60克

调 料
蜂蜜少许

做 法
1. 苹果切小块，菠萝肉切小块，橙子肉切小块，紫甘蓝切细丝。
2. 取榨汁机，选择搅拌刀座组合，倒入切好的食材。
3. 注入适量纯净水，加入蜂蜜，盖好盖子。
4. 选择"榨汁"功能，榨取蔬果汁。
5. 断电后，将蔬果汁倒入杯中即成。

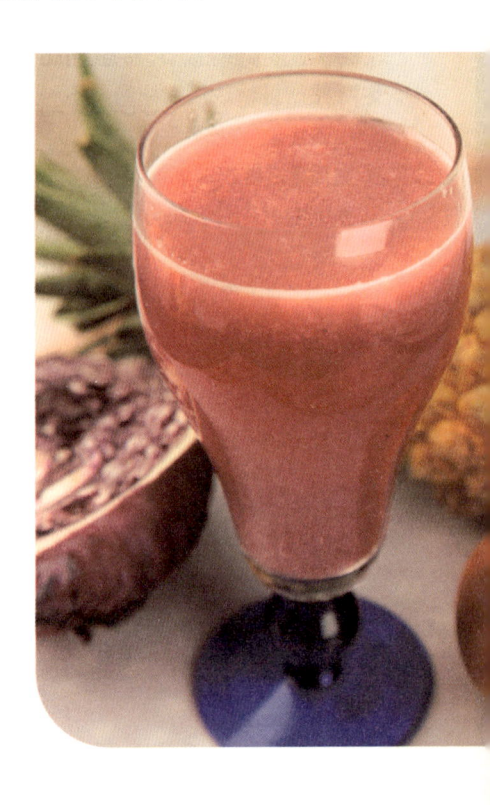

夏季精选活力蔬果汁

苦瓜

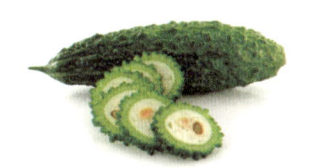

苦瓜含有蛋白质、膳食纤维、胡萝卜素、B族维生素、钙、镁等营养成分，具有降血糖、清火去燥、养心的作用。

苦瓜的营养价值与作用

1. 清热益气
苦瓜具有清热消暑、养血益气、补肾健脾、滋肝明目的作用，可缓解痢疾、疮肿、中暑发热、痱子过多、结膜炎等症状。

2. 降血糖、降血脂
具有降血糖、降血脂、调节内分泌、提高人体免疫力等食疗作用。

3. 美容肌肤
苦瓜能滋润皮肤，特别是夏天，脸部敷上冰过的苦瓜片，可解除肌肤的躁热。

最佳营养搭配

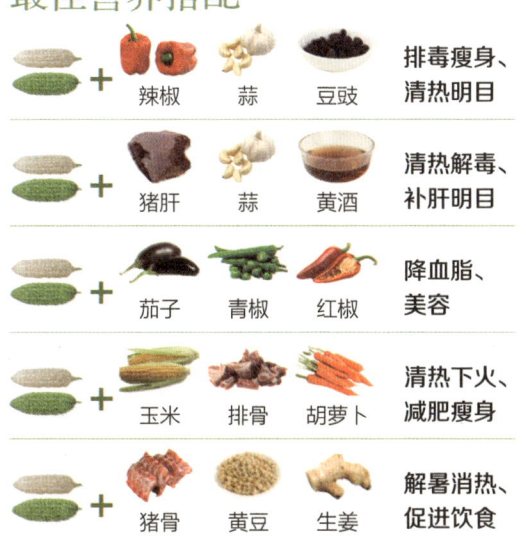

搭配	功效
苦瓜 + 辣椒 + 蒜 + 豆豉	排毒瘦身、清热明目
苦瓜 + 猪肝 + 蒜 + 黄酒	清热解毒、补肝明目
苦瓜 + 茄子 + 青椒 + 红椒	降血脂、美容
苦瓜 + 玉米 + 排骨 + 胡萝卜	清热下火、减肥瘦身
苦瓜 + 猪骨 + 黄豆 + 生姜	解暑消热、促进饮食

苦瓜的选购与存储

挑选苦瓜时，观察苦瓜上的果瘤，大而饱满，表示瓜肉厚实；颗粒越小，瓜肉越薄。如果苦瓜发黄就表示过熟，会失去应有的口感。

苦瓜不耐保存，即使在冰箱中存放也不宜超过2天。

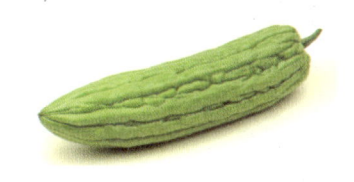

苦瓜汁

清热瘦身、美白肌肤

原 料
苦瓜100克，柳橙汁120毫升

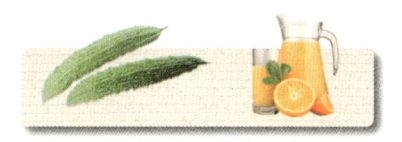

调 料
白糖10克

做 法
1. 苦瓜洗净切开，去瓤，切成小丁块。
2. 取榨汁机，选择搅拌刀座组合，放入苦瓜块，倒入柳橙汁。
3. 倒入少许纯净水，撒上适量白糖，盖好盖子。
4. 选择"榨汁"功能，榨取汁水。
5. 断电后，苦瓜汁倒入杯中即可。

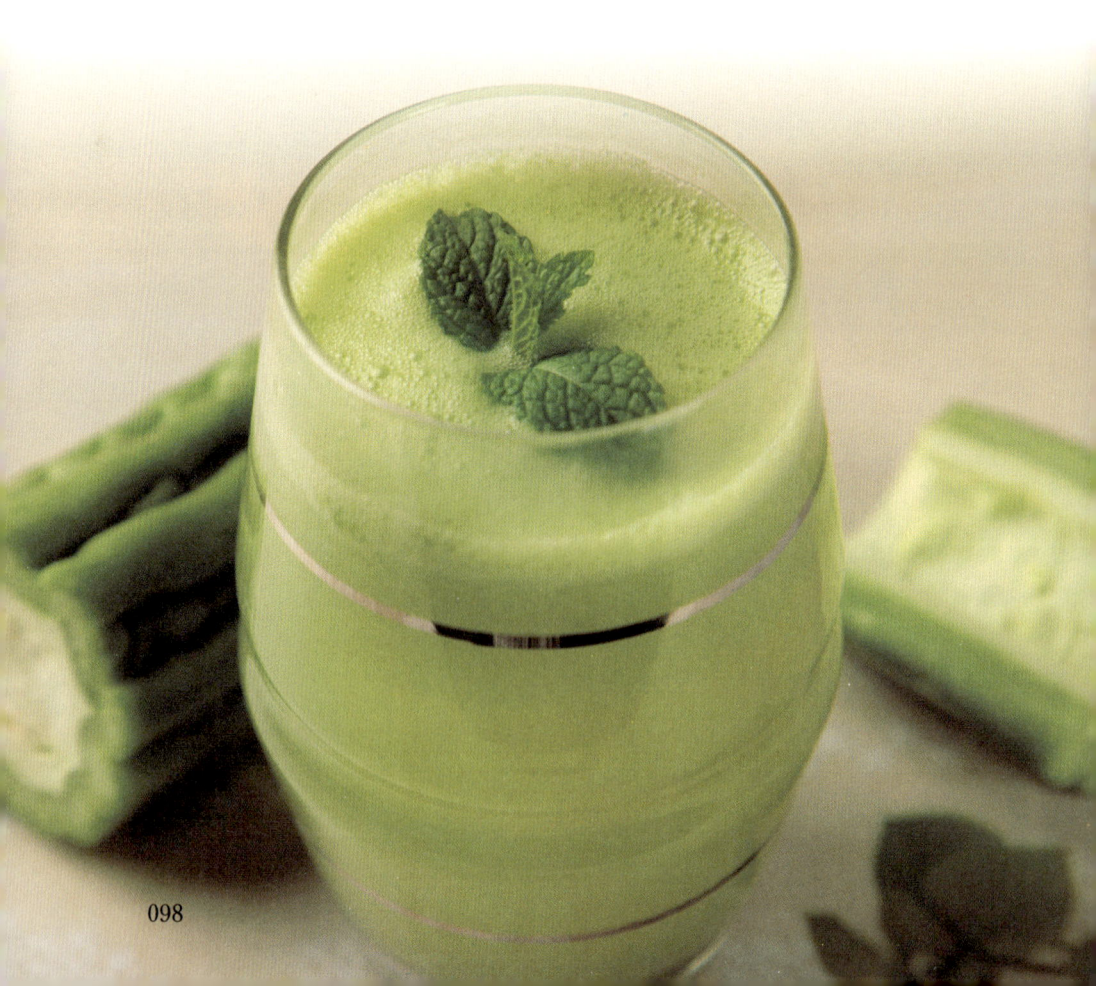

制作指导

这道饮品若在夏天饮用，冰镇后口感会更好。

苦瓜芹菜黄瓜汁

清热解毒、减肥瘦身

原料

苦瓜150克，黄瓜120克，芹菜60克

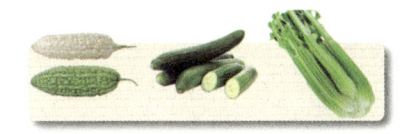

调料

蜂蜜15毫升

做法

1. 将洗净的黄瓜切丁，苦瓜去籽切丁，芹菜切段。
2. 锅中注入适量清水烧开，放入苦瓜丁，煮半分钟至变色；倒入芹菜，再煮半分钟至熟软。
3. 捞出食材，沥干水分。
4. 取榨汁机，选择搅拌刀座组合，倒入黄瓜、苦瓜、芹菜。
5. 注入适量矿泉水，盖上盖，选择"榨汁"功能，榨取蔬菜汁。
6. 揭开盖，加入适量蜂蜜。
7. 盖上盖，再次选择"榨汁"功能，搅拌均匀。
8. 揭盖，将蔬菜汁倒入杯中即可。

知识点

苦瓜含有多种营养成分，有清热解毒、解劳清心的作用。

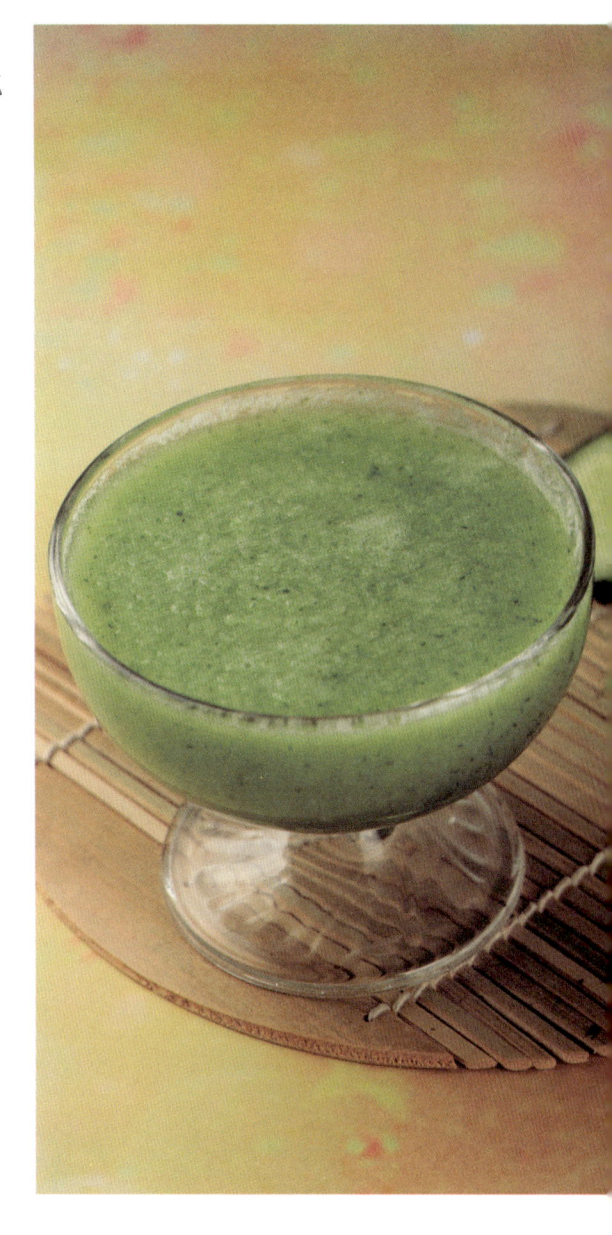

苦瓜苹果汁

促进消化、清热减脂

制作指导

为了获得特殊味道，可以在榨汁过程中加入一些龙蒿叶，或加入一些酸奶也有独特的味道。

原料

苹果180克，苦瓜120克

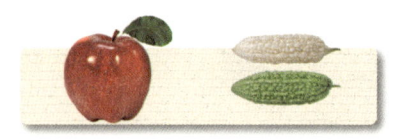

调料

食粉少许

做法

1. 锅中注入适量清水烧开，撒上少许食粉，放入苦瓜，煮约半分钟至其断生。
2. 捞出苦瓜，沥干水分。
3. 将放凉后的苦瓜切丁，苹果去核切小块。
4. 取榨汁机，选择搅拌刀座组合，倒入食材，注入少许矿泉水，盖上盖，榨取汁水。
5. 断电后，蔬果汁倒入杯中即成。

知识点

苦瓜含有一种抗氧化物质，可以强化毛细血管、促进血液循环，对预防高血压有一定的作用。

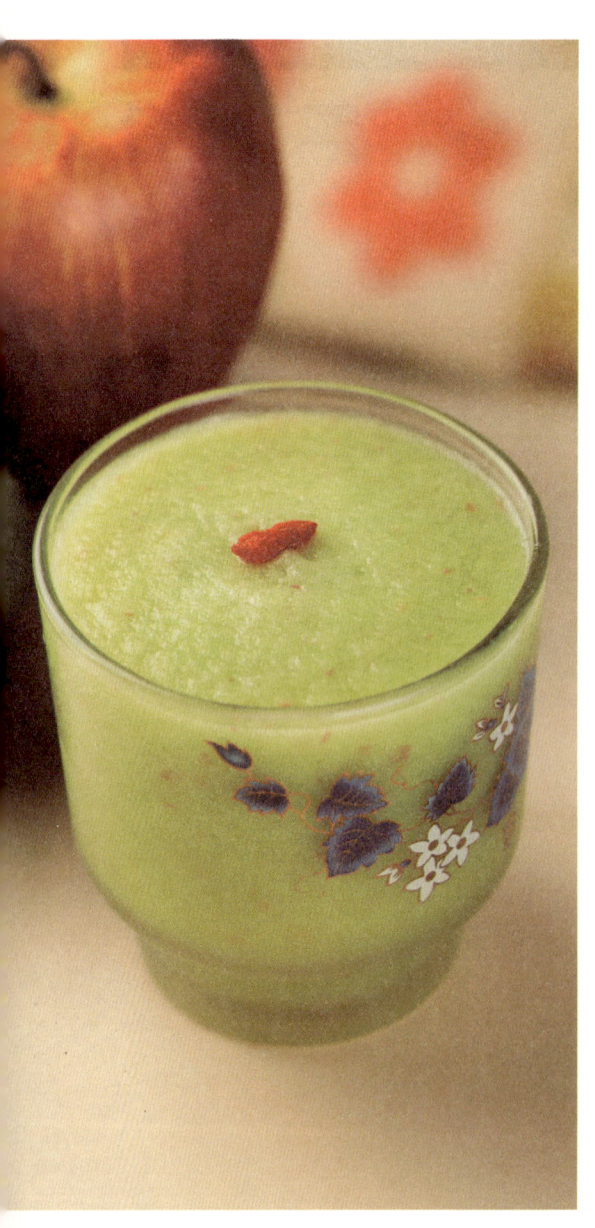

制作指导

榨汁时可以加入少许白糖，能中和苦瓜的苦味，改善口感。

苦瓜菠萝汁

减肥美容、降血脂

原料
菠萝肉150克，苦瓜120克

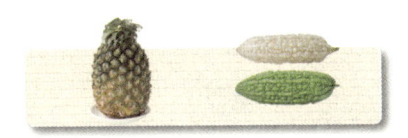

调料
食粉少许

做法

1. 锅中注入适量清水烧开，撒上少许食粉，放入苦瓜，煮约半分钟至其断生。
2. 捞出苦瓜，沥干水分。
3. 将放凉后的苦瓜切丁，去皮的菠萝切成片。
4. 取榨汁机，选择搅拌刀座组合，倒入食材，注入少许矿泉水，盖上盖，榨取蔬果汁。
5. 断电后，榨好的蔬果汁倒入碗中即成。

知识点

菠萝含有果糖、葡萄糖、B族维生素、磷、柠檬酸和蛋白酶等营养物质，具有解暑止渴、消食止泻的作用，能改善血液循环，有利于降血压。

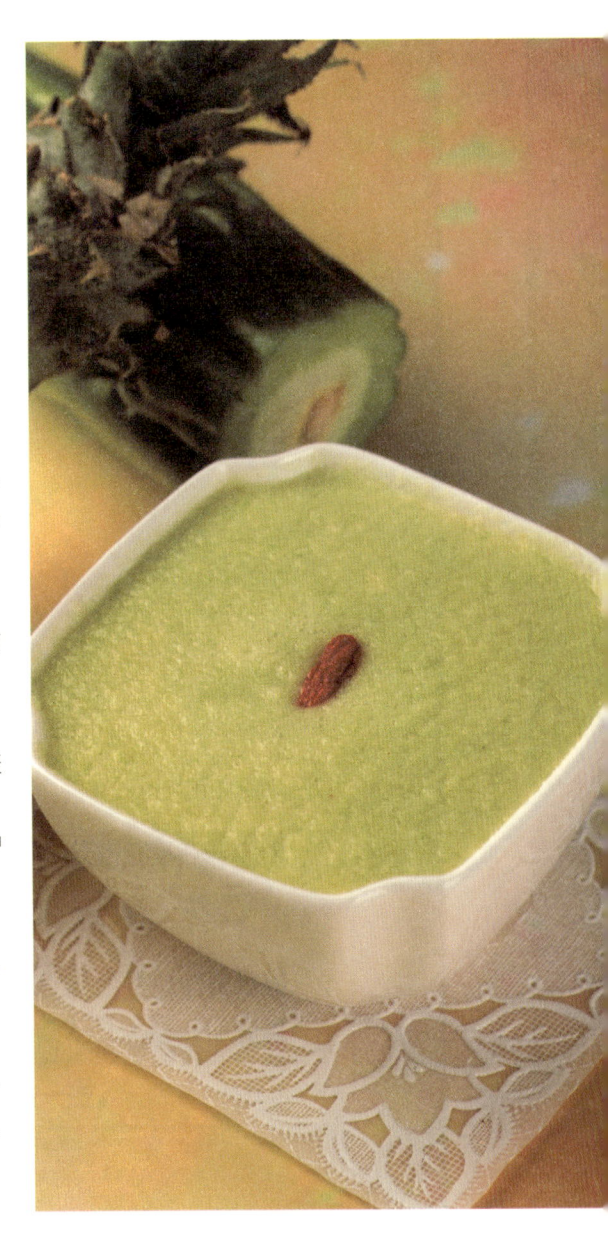

西红柿玫瑰饮

生津止渴、美容护肤

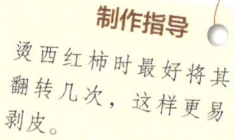

制作指导

烫西红柿时最好将其翻转几次，这样更易剥皮。

原料

西红柿90克，黄瓜75克，柠檬汁65毫升，玫瑰花少许

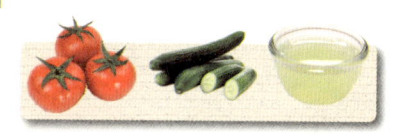

调料

蜂蜜适量

做法

1. 锅中注入适量清水烧开，关火后放入西红柿，烫至表皮裂开。
2. 捞出西红柿浸在凉开水中，放凉后，去皮，切小块。
3. 黄瓜洗净，切成丁。
4. 取榨汁机，选择搅拌刀座组合，放入适量食材，撒上少许玫瑰花，榨取汁水。
5. 放入余下的西红柿、黄瓜和玫瑰花，榨取汁水。
6. 将榨好的汁水滤入杯中，加入少许蜂蜜、柠檬汁，拌匀即可。

知识点

西红柿含有蛋白质、碳水化合物、维生素C、有机酸等营养成分，具有健胃消食、生津止渴等作用。

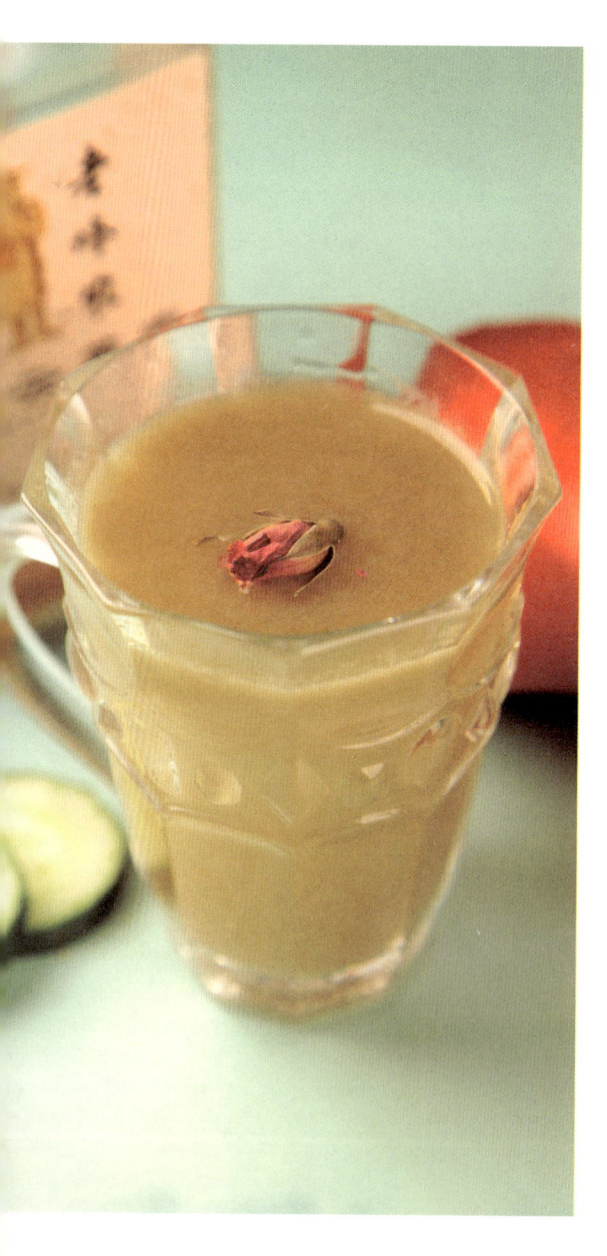

清凉西瓜汁

清热解暑、利水消肿

制作指导
西瓜籽应去除干净，以免影响口感。

原 料
西瓜300克

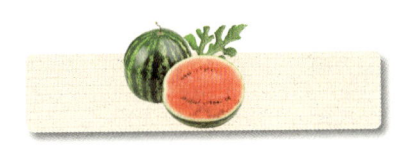

做 法
1. 西瓜去皮，切成小块，去籽。
2. 取榨汁机，选择搅拌刀座组合，放入适量西瓜肉，榨取果汁。
3. 倒入余下的西瓜肉，继续榨取西瓜汁。
4. 将榨好的果汁倒入杯中即可。

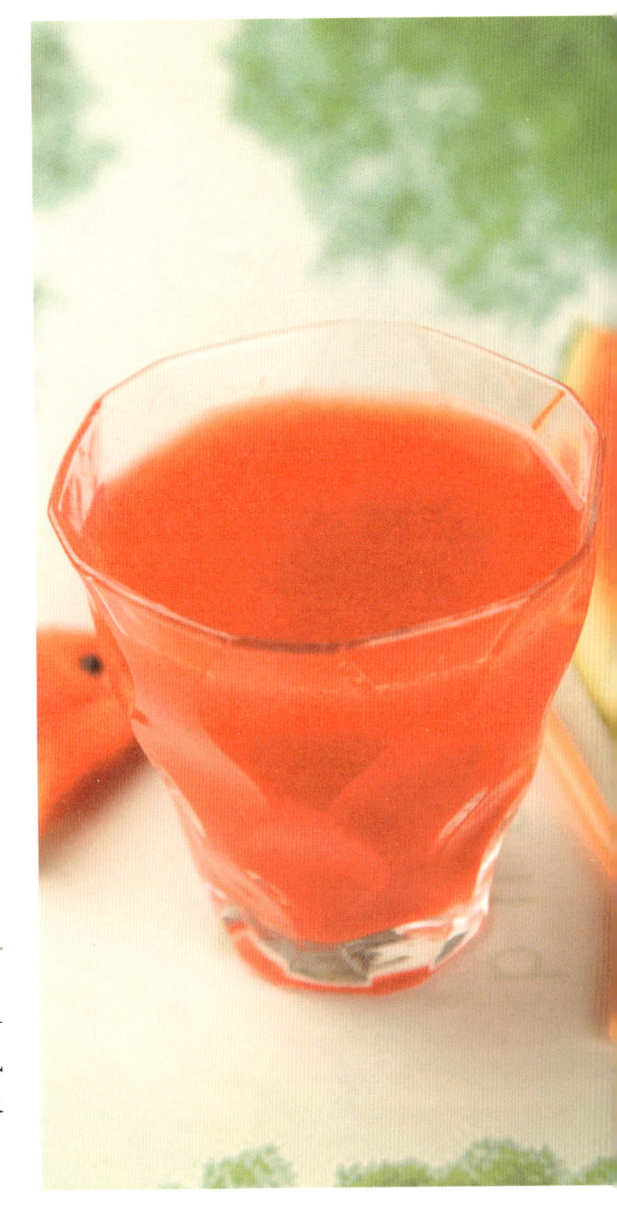

知识点

西瓜含有蛋白质、葡萄糖、蔗糖、果糖、苹果酸、钙、铁、磷等营养成分，具有清热解暑、生津止渴、利尿消肿等作用。

黄瓜苹果纤体饮

清热解毒、减肥降脂

制作指导

应选用嫩黄瓜，因为嫩黄瓜的水分较多，榨汁的口感会更爽滑。

原料

黄瓜85克，苹果70克，柠檬汁少许

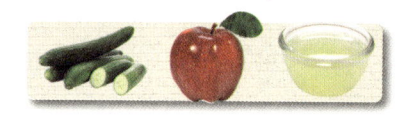

做法

1. 黄瓜去蒂，切小块。
2. 苹果去皮，切开后去核，再切丁。
3. 取榨汁机，选择搅拌刀座组合，倒入黄瓜和苹果。
4. 淋入柠檬汁，注入适量纯净水，盖上盖子。
5. 选择"榨汁"功能，榨取蔬果汁。
6. 将榨好的蔬果汁倒入杯中即可。

知识点

黄瓜含有蛋白质、维生素B_2、维生素C、维生素E、胡萝卜素、钙、磷、铁等营养成分，具有增强免疫力、生津止渴、清热解毒等作用。

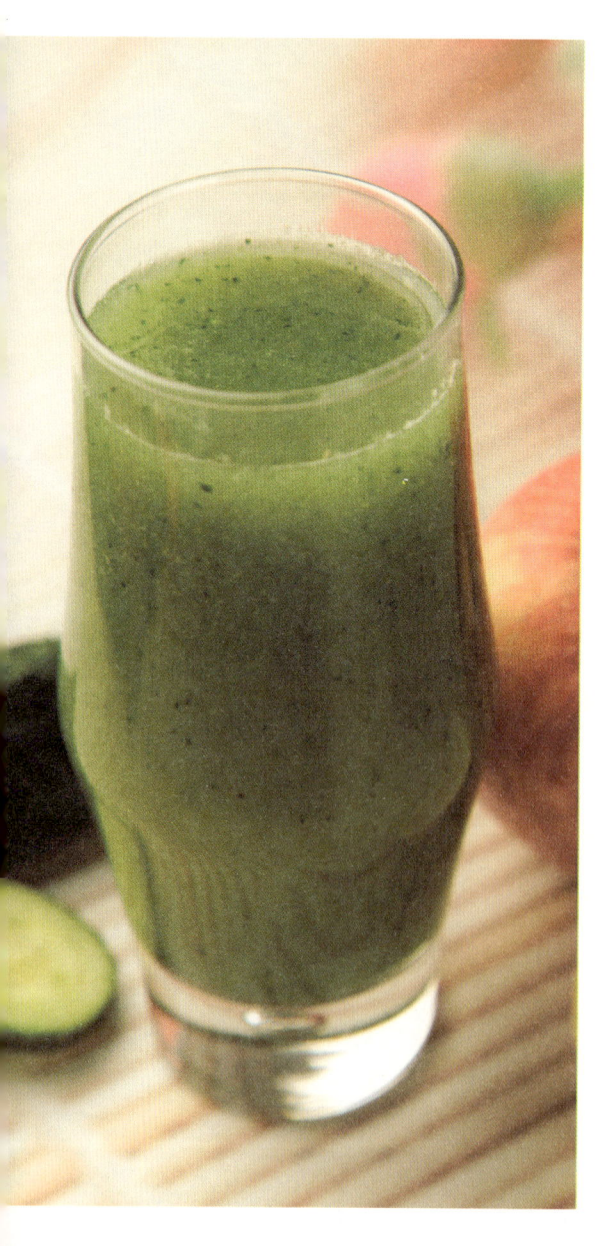

> **制作指导**
> 将苦瓜瓤去除干净，可以有效减轻苦味。

活力果汁

减肥瘦身、清热解毒

原 料

雪梨270克，橙子200克，苹果160克，黄瓜120克，柠檬80克，苦瓜50克

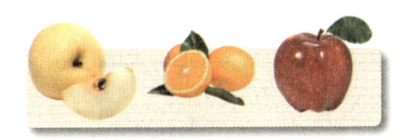

做 法

1. 黄瓜去皮，切小块。
2. 苹果和梨均去皮、去核，切成小块。
3. 橙子去皮，切小块。
4. 柠檬切小块，去皮。
5. 苦瓜去瓤，切小块。
6. 取榨汁机，搅拌杯中分次放入切好的蔬果，选择"榨汁"功能，榨取蔬果汁。
7. 将榨好的蔬果汁倒入杯中即可。

知识点

苦瓜含有蛋白质、膳食纤维、胡萝卜素、铁、锰等营养成分，具有清热祛暑、明目解毒、降血压、降血糖等作用。

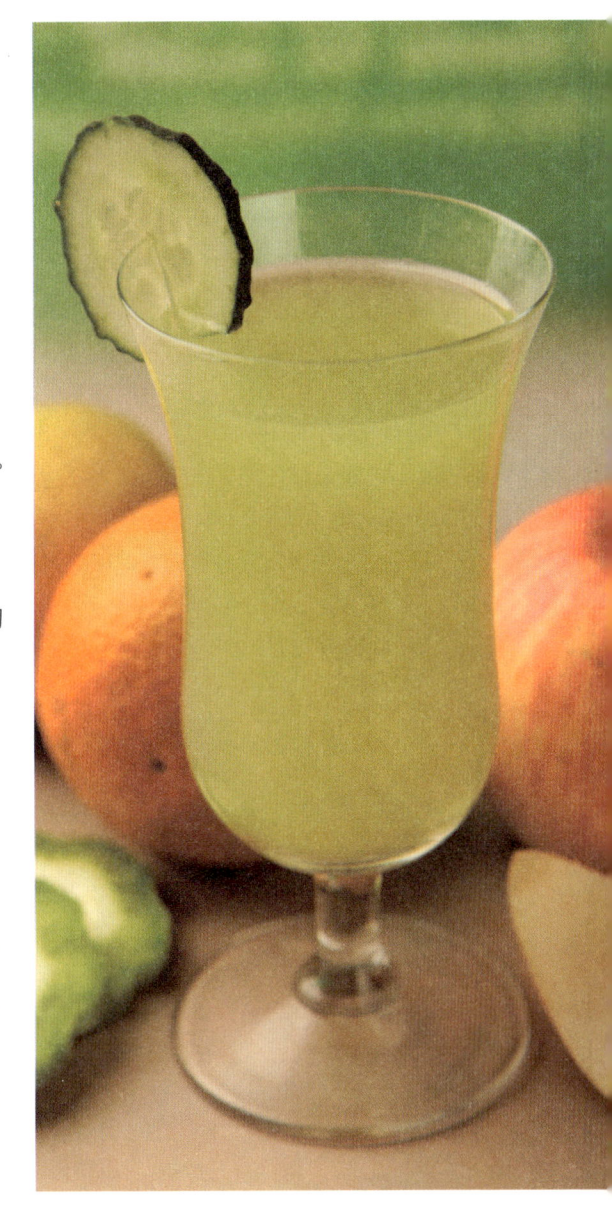

秋季精选能量蔬果汁

葡萄

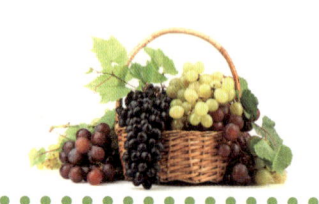

葡萄含有葡萄糖、维生素B_1、维生素B_2、花青素、钙、钾、磷、铁等营养成分，具有滋补肝肾、生津液、强筋骨、补益气血等作用。

葡萄的营养价值与作用

1. 缓解低血糖
葡萄中的糖主要是葡萄糖，能很快被人体吸收。当人体出现低血糖时，及时饮用葡萄汁可缓解症状。

2. 抗衰老
葡萄籽有抗氧化作用，可清除体内自由基，能抗衰老。

3. 健脾和胃
有助于消化，适量吃些葡萄能健脾和胃。

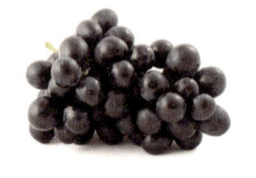

最佳营养搭配

葡萄 + 鸡蛋黄 + 淀粉	降糖养血、缓解疲劳
葡萄 + 柠檬 + 冰糖	调节血糖、抗衰老
葡萄 + 银耳 + 冰糖	美容养颜
葡萄 + 西红柿 + 紫甘蓝	美白瘦身、抗氧化
葡萄 + 山药 + 粳米 + 莲子	补虚养身、延缓衰老

选购葡萄小贴士

1. 看外观形态。外观新鲜、大小均匀整齐、枝梗新鲜牢固、颗粒饱满、外有白霜者，品质最佳。

2. 看色泽。成熟度适中的葡萄，颜色较深、较鲜艳。

3. 品气味和滋味。品质好的葡萄汁多而浓，味甜，有香气。

4. 葡萄的品质与成熟度有关，一串葡萄最下面的一颗由于光照程度最差，成熟度不佳，因此是最不甜的。如果该颗也甜，说明整串葡萄都很甜。

制作指导

莲藕块最好切得小一些，这样能节省榨汁时间。

蜂蜜葡萄莲藕汁

益气补血、促进消化

原料
莲藕200克，葡萄120克

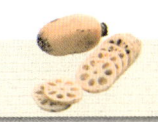

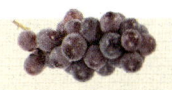

调料
蜂蜜少许

做法
1. 葡萄洗净，去皮洗净的莲藕切成小块。
2. 取榨汁机，选择搅拌刀座组合，倒入藕块，放入葡萄。
3. 注入适量凉开水，盖好盖子。
4. 选择"榨汁"功能，榨约30秒成汁水。
5. 将蔬果汁滤入杯中，加入少许蜂蜜，拌匀即可。

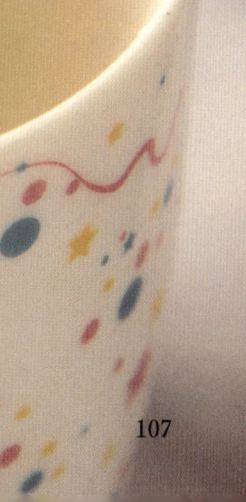

芹菜杨桃葡萄汁

强身健体、缓解疲劳

制作指导
芹菜的纤维较粗，榨汁的时间可以长一点。

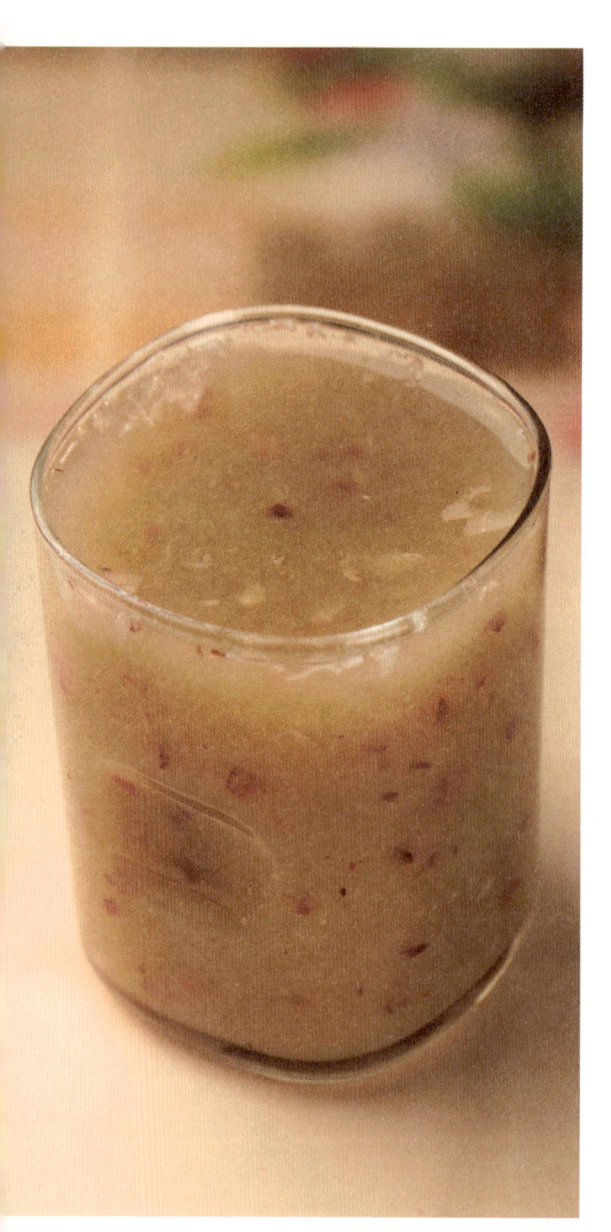

原 料

芹菜40克，杨桃180克，葡萄80克

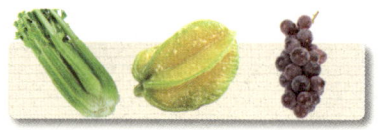

做 法

1. 洗好的芹菜切成小段。
2. 洗净的葡萄切成小块。
3. 洗好的杨桃切成小块。
4. 取榨汁机，选择搅拌刀座组合，倒入芹菜、葡萄、杨桃。
5. 加入适量矿泉水，盖上盖子，选择"榨汁"功能，榨取蔬果汁。
6. 揭开盖子，将榨好的蔬果汁倒入杯中即可。

知识点

葡萄含有多种营养成分，此外，葡萄还含有褪黑素，可以帮助调节睡眠周期，提高睡眠质量。

制作指导

紫甘蓝不要焯水过久，否则会破坏它的营养成分。

葡萄紫甘蓝汁

减脂瘦身、健脾和胃

原料

西红柿100克，紫甘蓝100克，葡萄100克

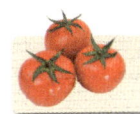

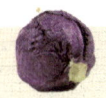

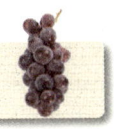

做法

1. 将洗好的西红柿和紫甘蓝均切小块。
2. 锅中注入适量清水烧开，倒入紫甘蓝，搅拌匀，煮1分钟。
3. 将焯煮好的紫甘蓝捞出，沥干水分，备用。
4. 取榨汁机，选择搅拌刀座组合，将西红柿倒入搅拌杯中，加入葡萄、紫甘蓝。
5. 倒入适量纯净水，盖上盖，选用"榨汁"功能，榨取蔬果汁。
6. 揭开盖，将榨好的蔬果汁倒入杯中即可。

知识点

紫甘蓝含有较多的花青素和膳食纤维，经常食用可以加速新陈代谢，有助于降血压。

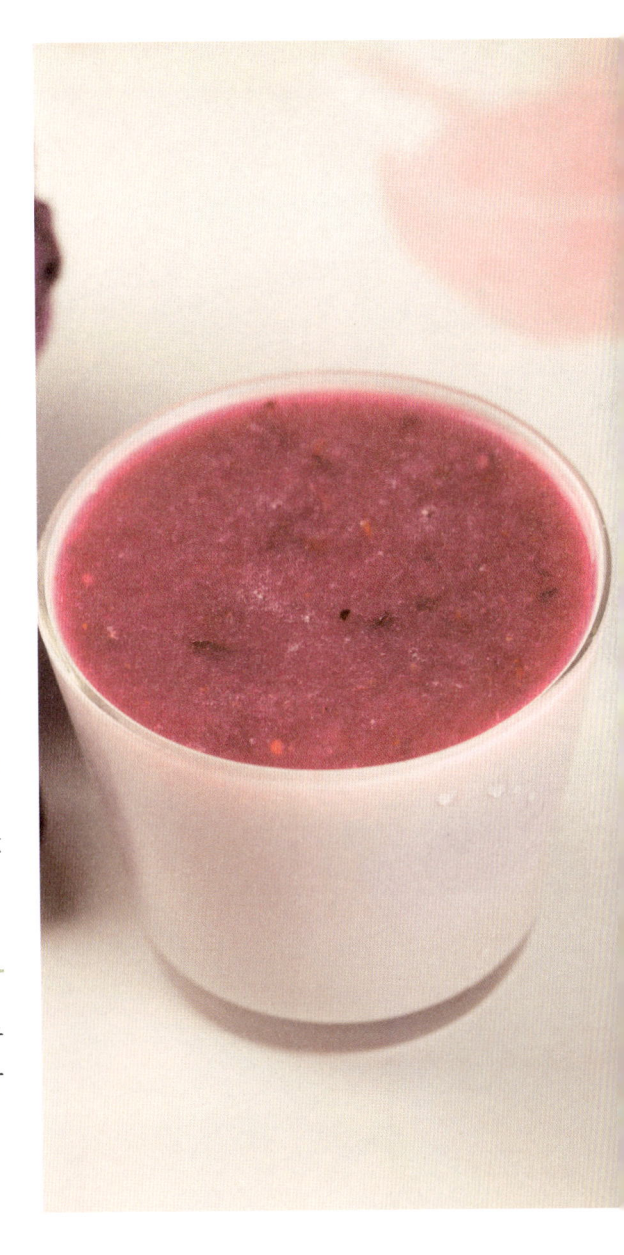

葡萄胡萝卜汁

益气补血、缓解疲劳

制作指导
葡萄皮和葡萄籽含有丰富的营养，可以不用去除。

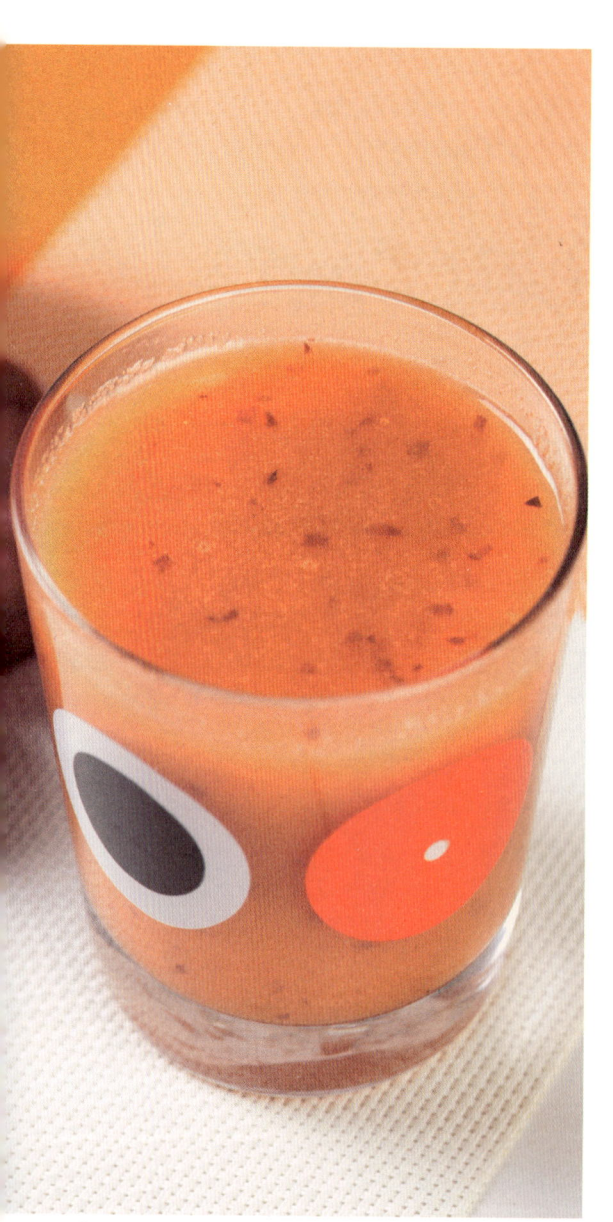

原料

葡萄75克，胡萝卜50克

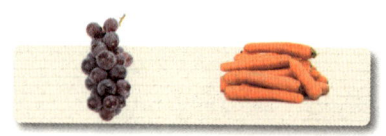

做法

1. 洗净的胡萝卜切开，切条形，改切成丁。
2. 洗好的葡萄切开，切小瓣。
3. 取榨汁机，选择搅拌刀座组合，倒入葡萄、胡萝卜。
4. 加入适量温开水，盖上盖，选择"榨汁"功能，榨取蔬果汁。
5. 断电后，将榨好的蔬果汁倒入杯中即可。

知识点

葡萄含有多种营养成分，具有滋肝肾、生津液、强筋骨、补益气血等作用。

雪梨蜂蜜苦瓜汁

清心润肺、滋补强身

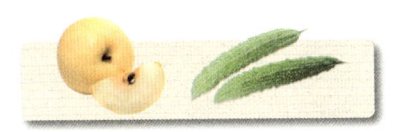

制作指导
苦瓜去籽的同时也去除白瓤，能达到去除苦味的目的。

原料
雪梨100克，苦瓜120克

调料
蜂蜜10毫升

做法
1. 苦瓜切开，去籽，切小块。
2. 雪梨去皮，切开，去核，切小块。
3. 锅中注入适量清水烧开，倒入苦瓜，拌煮2分钟，捞出。
4. 取榨汁机，选择搅拌刀座组合，倒入苦瓜，加入雪梨。
5. 倒入适量矿泉水，盖上盖，选择"榨汁"功能，榨取蔬果汁。
6. 揭开盖，倒入适量蜂蜜，用勺子搅拌均匀。
7. 将蔬果汁倒入杯中即可。

知识点

苦瓜含有蛋白质、维生素C、粗纤维、胡萝卜素等营养成分，对保持血管弹性、维持正常生理功能及预防高血压等有一定的作用。

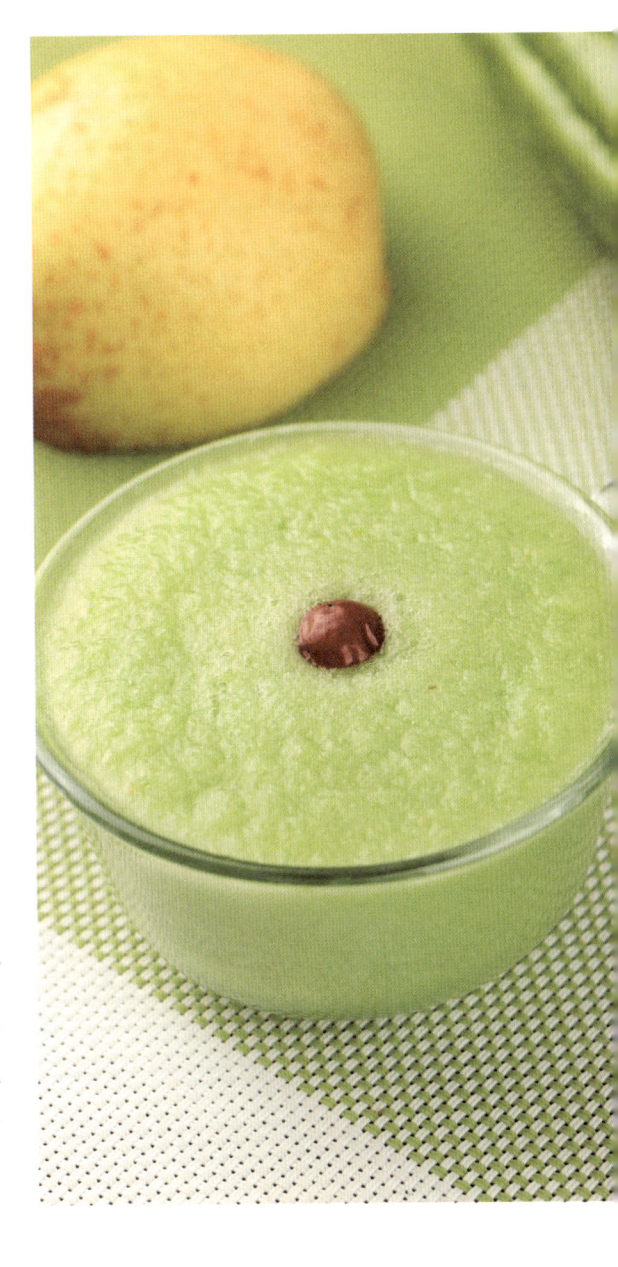

菠萝甜橙汁

开胃消食、润肠通便

制作指导
果汁倒入杯中后可以将表面的浮沫撇去，这样口感会更好。

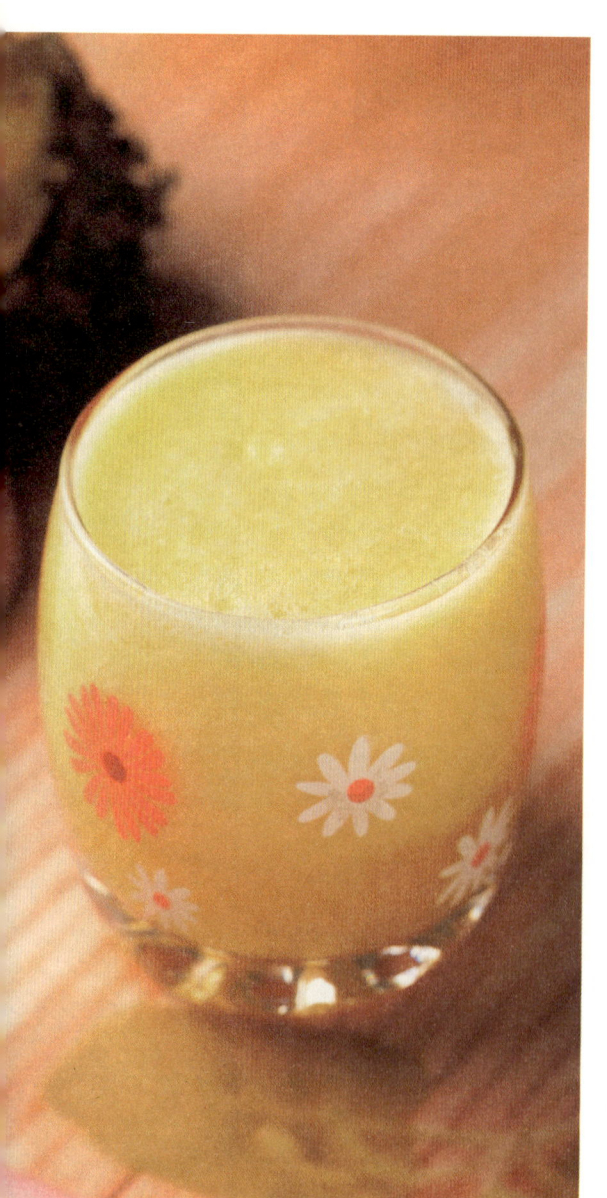

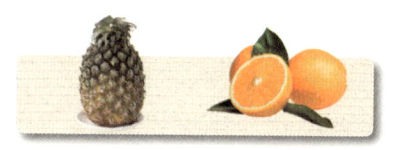

原料

菠萝100克，橙子150克

做法

1. 将处理好的菠萝切开，再切成小块。
2. 洗净的橙子切开，再切成瓣，去除果皮，将果肉切成小块。
3. 取榨汁机，选择搅拌刀座组合，倒入菠萝、橙子。
4. 倒入适量纯净水，盖上盖子。
5. 选择"榨汁"功能，榨取果汁。
6. 揭开盖，将榨好的果汁倒入杯中即可。

知识点

菠萝含有果糖、葡萄糖、B族维生素、维生素C、磷、柠檬酸、蛋白酶等营养物质，有清热解暑、生津止渴、助消化等作用。

制作指导

马蹄去皮后可以放入开水中浸泡一会儿，能更好地杀灭寄生虫。

橘子马蹄蜂蜜汁

消食除胀、滋补安神

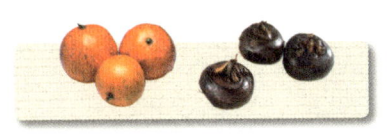

🍀 原 料

橘子70克，马蹄90克

🛍 调 料

蜂蜜15毫升

✏ 做 法

1. 马蹄去皮洗净，切小块。
2. 橘子去皮，剥成瓣状。
3. 取榨汁机，选择搅拌刀座组合，将备好的食材倒入搅拌杯中，加入适量纯净水。
4. 盖上盖，选择"榨汁"功能，榨取蔬果汁。
5. 揭开盖，倒入适量蜂蜜。
6. 盖上盖，再次选择"榨汁"功能，搅拌均匀。
7. 揭盖，将蔬果汁倒入杯中即可。

知识点

马蹄含有蛋白质、脂肪、粗纤维、胡萝卜素、B族维生素、维生素C、铁、钙、磷等营养成分，对于心烦燥热引起的睡眠不好有一定的改善作用。

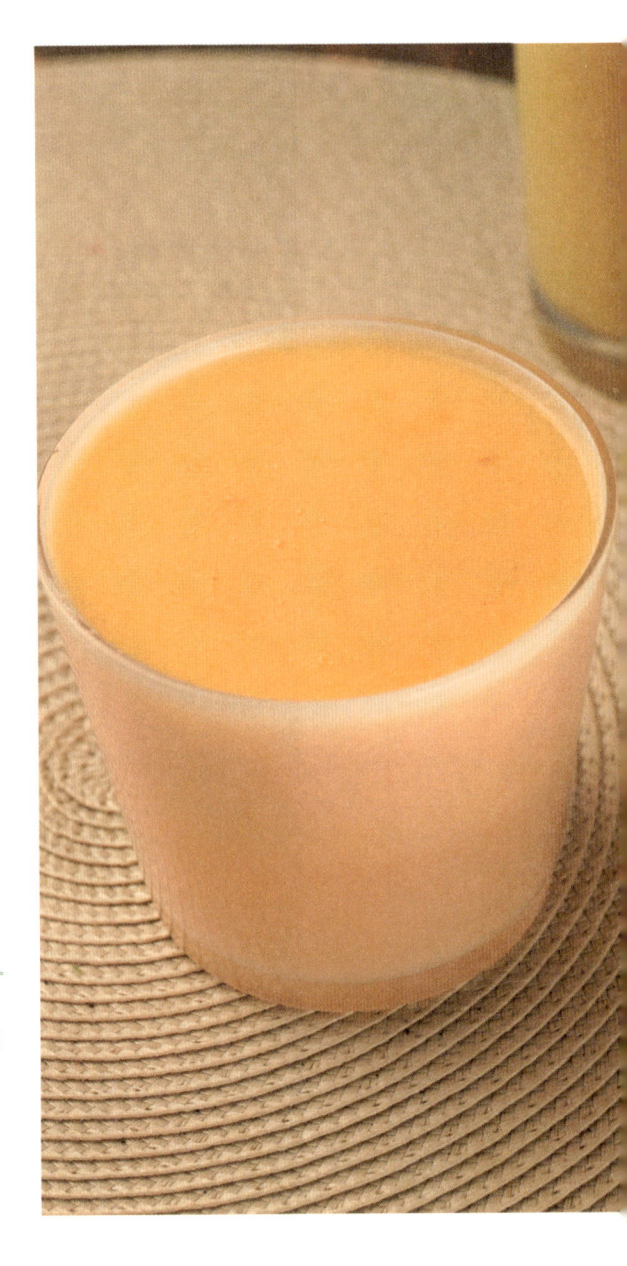

杧果雪梨汁

开胃消食、清热养血

制作指导
可根据个人喜好，适量添加柠檬汁或冰块。

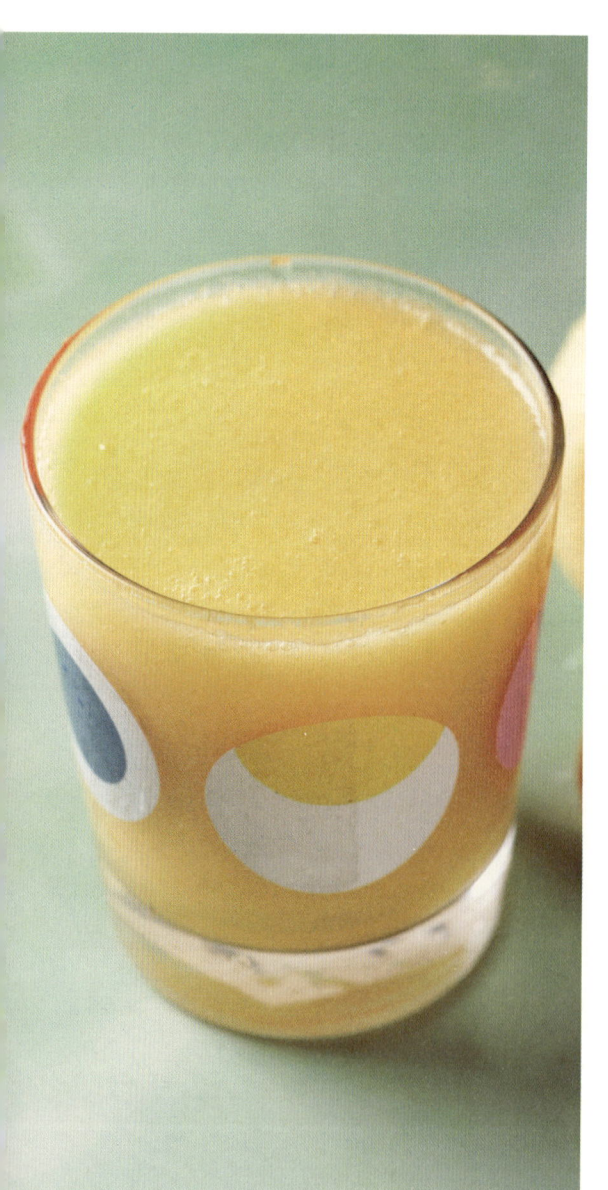

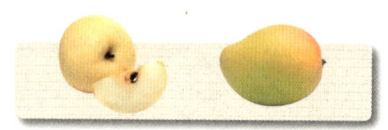

原料
雪梨110克，杧果120克

做法
1. 洗净去皮的雪梨切开，去核，切成小块。
2. 杧果对半切开，去皮，去核，切成小瓣。
3. 取榨汁机，选择搅拌刀座组合，将杧果肉、雪梨块倒入搅拌杯中。
4. 注入适量纯净水，盖上盖，选择"榨汁"功能，榨取果汁。
5. 断电后，将果汁倒入杯中即可。

知识点

杧果含有蛋白质、维生素、胡萝卜素、钙、磷、铁等营养成分，具有理气、止咳、健脾、益胃、止呕等作用。

冬季精选清热蔬果汁

白萝卜

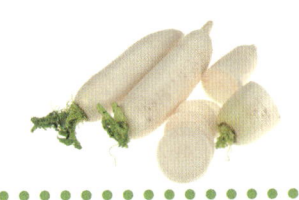

白萝卜含有葡萄糖、蔗糖、果糖、淀粉酶、B族维生素等营养成分，富含的纤维素可促进胃肠蠕动，加速新陈代谢。

白萝卜的营养价值与作用

1. 增强免疫力
富含维生素C和微量元素锌，有助于增强机体的免疫功能。

2. 促消化
萝卜根茎部分含有淀粉酶及各种消化酵素，能分解食物中的淀粉和脂肪，促进食物消化，抑制胃酸过多。

3. 调节血压
能软化血管，具有调节血压的作用。

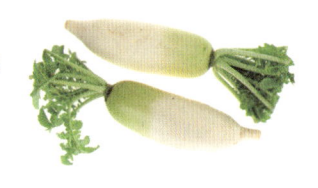

最佳营养搭配

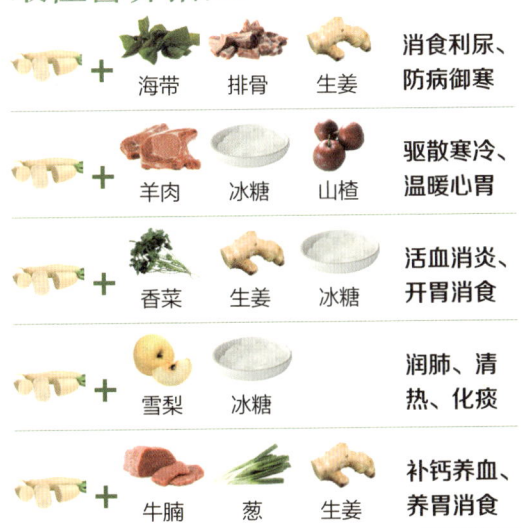

+	海带	排骨	生姜	消食利尿、防病御寒
+	羊肉	冰糖	山楂	驱散寒冷、温暖心胃
+	香菜	生姜	冰糖	活血消炎、开胃消食
+	雪梨	冰糖		润肺、清热、化痰
+	牛腩	葱	生姜	补钙养血、养胃消食

白萝卜的选购和存储

新鲜白萝卜色泽嫩白，捏起来表面比较硬实。若白萝卜最前面的须是直直的，大多情况下是新鲜的；反之，白萝卜根须部杂乱无章、分叉多，那么就有可能是糠心的。

白萝卜最好能带泥存放，如果室内温度不太高，可放在阴凉通风处。如果白萝卜已清洗过，则可以用纸包起来放入塑料袋中保存。

白萝卜汁

促进消化、增强食欲

制作指导

白萝卜可以切得小一点，这样更易榨成汁。

原料

白萝卜400克

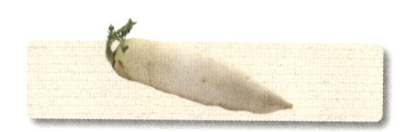

做法

1. 洗净去皮的白萝卜切厚片，再切成条，改切成小块。
2. 取榨汁机，选择搅拌刀座组合。
3. 倒入白萝卜，注入适量纯净水。
4. 盖上盖，选择"榨汁"功能，榨取萝卜汁。
5. 揭开盖，将白萝卜汁倒入杯中即可。

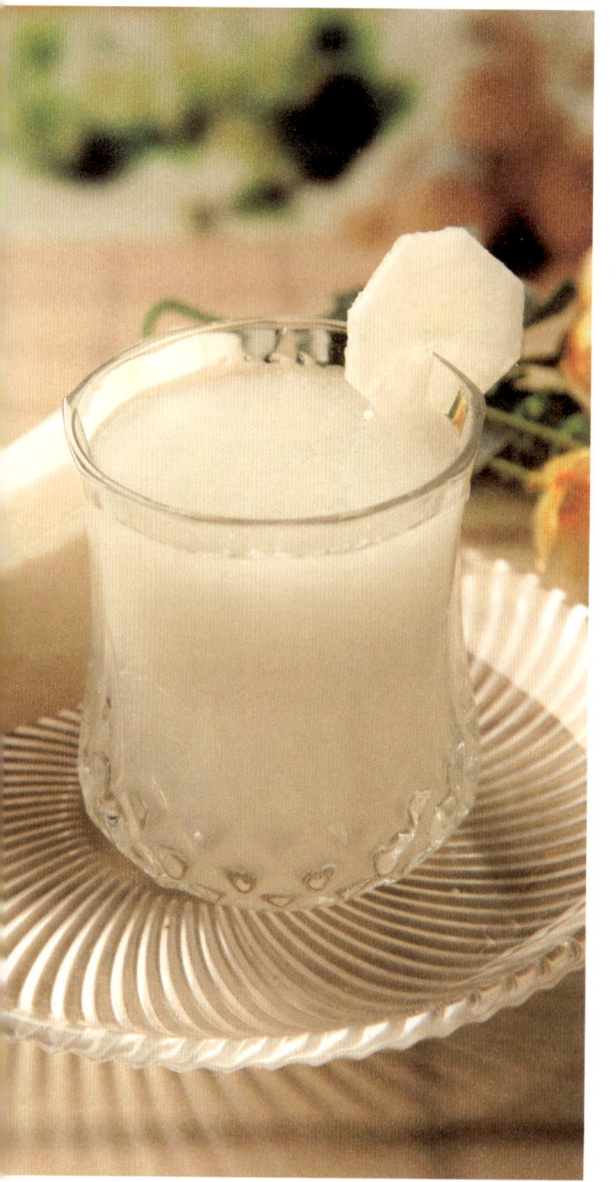

知识点

白萝卜含有维生素A、纤维素、维生素C、氨基酸等成分，具有清热解毒、润肠通便、美容养颜等作用。

萝卜莲藕汁

增强免疫力、益气补血

制作指导

莲藕含有大量淀粉，切好后用水泡一会儿，榨汁的口感会更好。

原料

白萝卜120克，莲藕120克

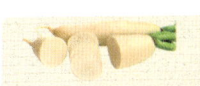

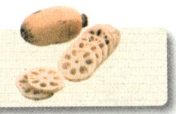

做法

1. 洗净去皮的莲藕切厚片，再切条，改切成丁。
2. 洗好去皮的白萝卜切厚块，再切条，改切成丁。
3. 取榨汁机，选择搅拌刀座组合，倒入白萝卜、莲藕。
4. 加入适量纯净水，盖上盖，选择"榨汁"功能，榨取蔬菜汁。
5. 揭开盖，将榨好的蔬菜汁倒入杯中即可。

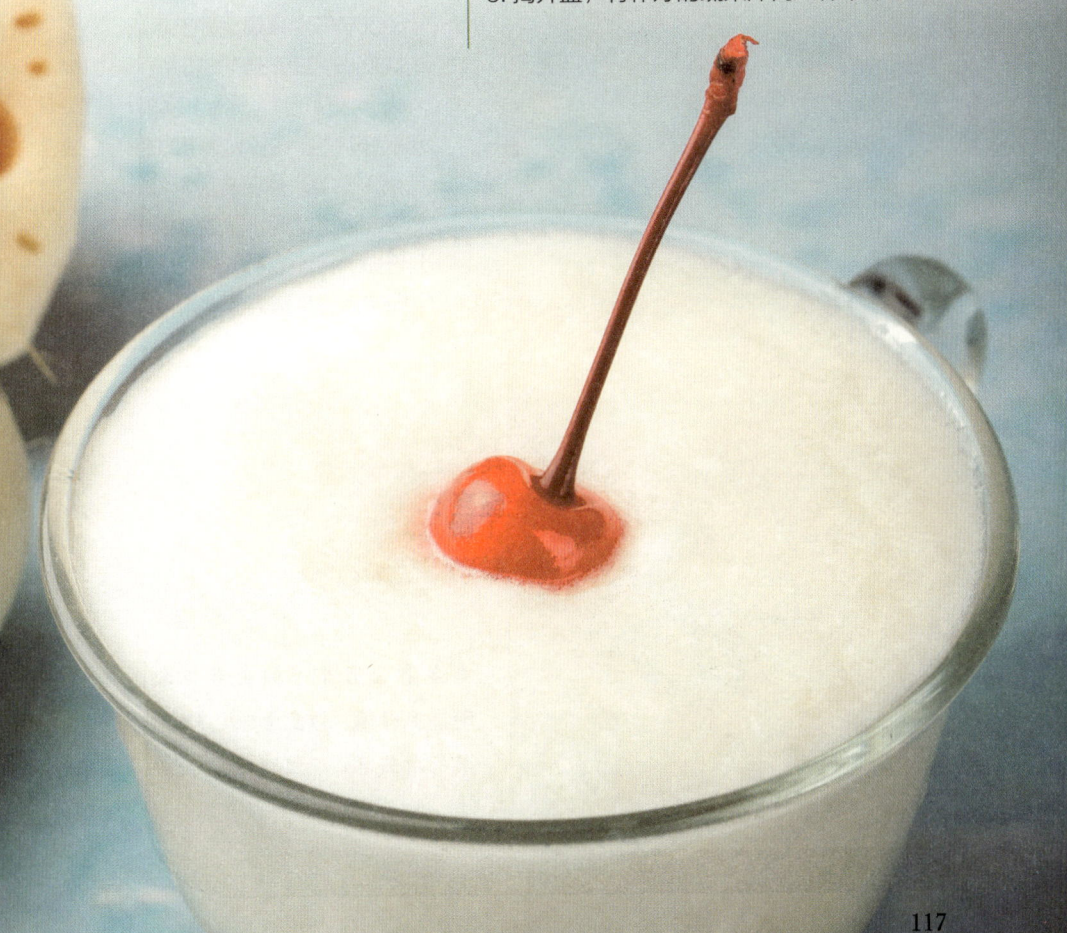

芹菜白萝卜汁

清热解毒、助消化

制作指导

芹菜的纤维较粗，应切得碎一些，以节省榨汁时间。

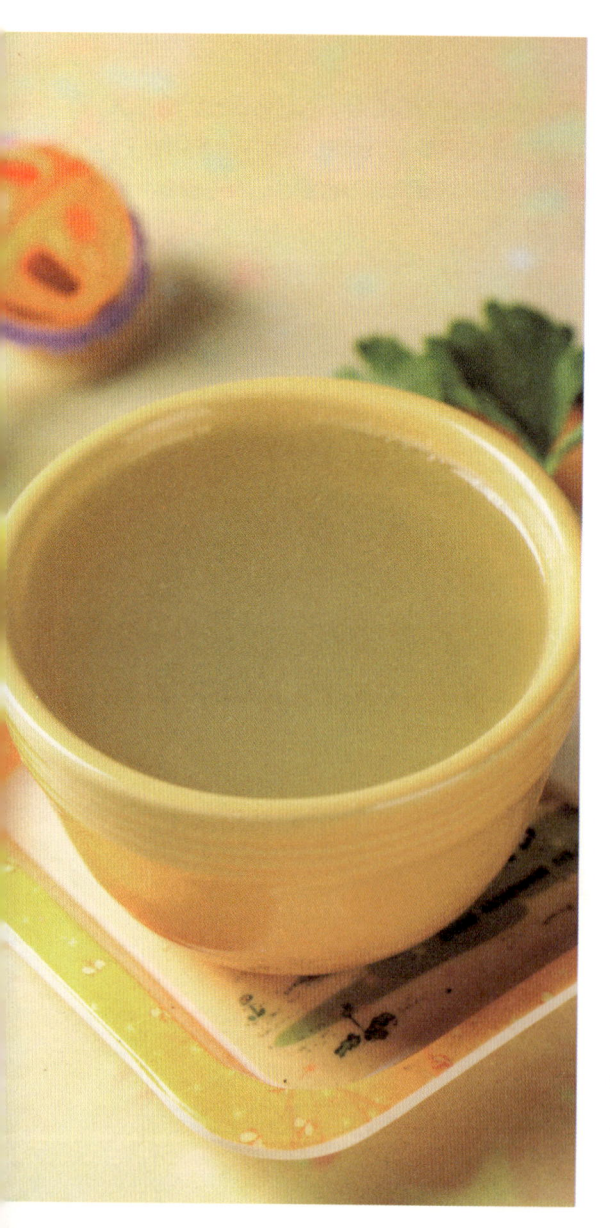

原料

芹菜45克，白萝卜200克

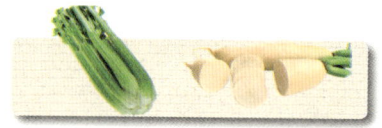

做法

1. 将洗净的芹菜切成碎末状。
2. 洗好去皮的白萝卜切片，再切成条，改切成丁。
3. 取榨汁机，选择搅拌刀座组合，倒入芹菜、胡萝卜。
4. 注入适量温开水，盖上盖。
5. 选择"榨汁"功能，榨取蔬菜汁。
6. 断电后，将蔬菜汁滤入杯中即可。

知识点

白萝卜含有芥子油、有机酸、淀粉酶、粗纤维、维生素C及多种矿物质，具有清热解毒、健脾养胃等作用。

芹菜胡萝卜苹果汁

降低血压、益气养胃

原料
芹菜60克，胡萝卜80克，苹果100克

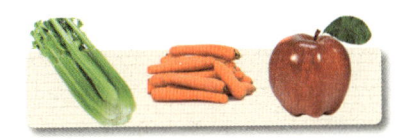

调料
蜂蜜15毫升

做法
1. 将洗净的芹菜切成段，去皮的胡萝卜切成丁，去核的苹果切小块。
2. 取榨汁机，选择搅拌刀座组合，倒入苹果、芹菜、胡萝卜。
3. 倒入适量矿泉水，盖上盖，选择"榨汁"功能，榨取蔬果汁。
4. 揭盖，加入适量蜂蜜。
5. 盖上盖，再次选择"榨汁"功能，搅拌均匀。
6. 将榨好的蔬果汁倒入杯中即可。

知识点
芹菜含有多种营养成分，能促进细胞新陈代谢，改善血液循环，有助于降血压。

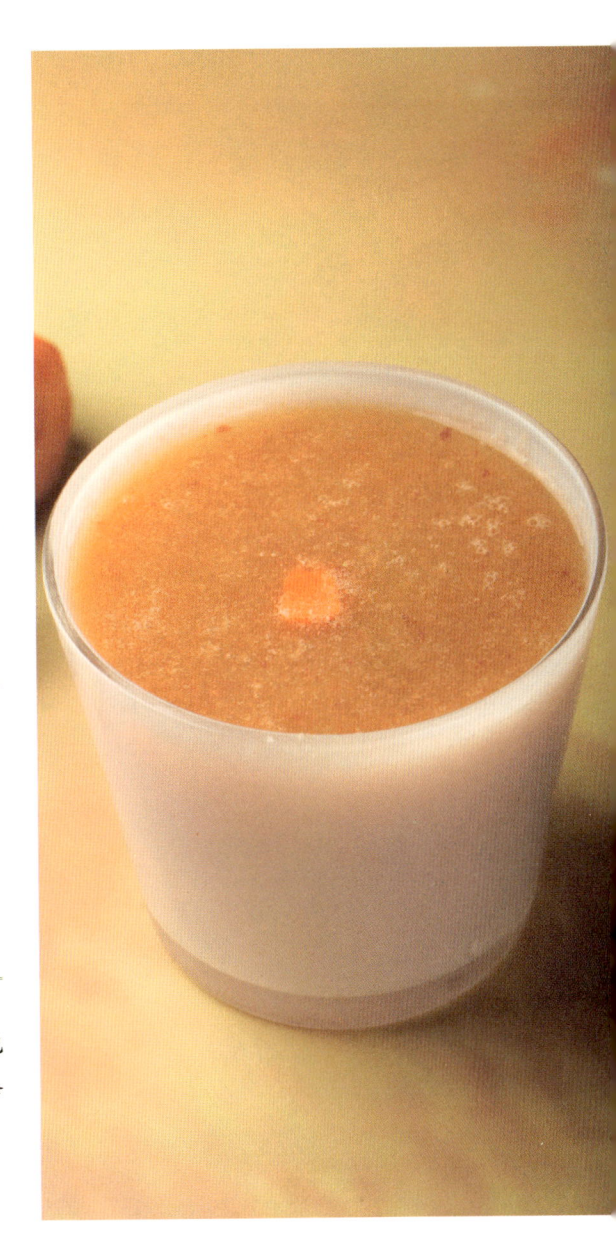

芹菜苹果汁

生津健胃、降血压

制作指导
白糖在果汁中不易化开，搅拌的时间可以长一些，以便糖能充分溶化。

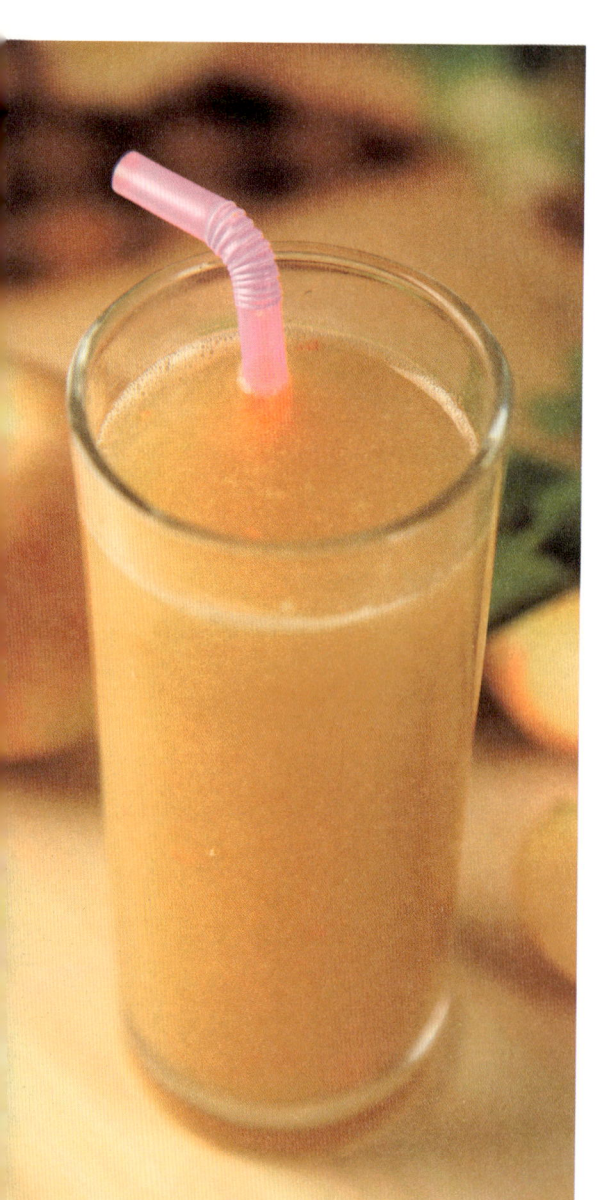

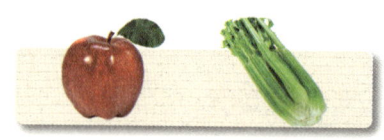

原料
苹果100克，芹菜90克

调料
白糖7克

做法
1. 将洗净的芹菜切成粒状。
2. 洗好的苹果切开，去核，改切小块。
3. 取榨汁机，选择搅拌刀座组合，倒入切好的食材。
4. 注入适量矿泉水，盖好盖子。
5. 选择"榨汁"功能，榨取蔬果汁。
6. 揭开盖，加入白糖。
7. 盖好盖，再次选择"榨汁"功能，搅拌至糖溶化。
8. 断电后，蔬果汁倒入杯中即成。

知识点
苹果含有多种营养物质，有润肺养胃、生津止渴的效果。此外，苹果还含有果胶，有降低胆固醇、降血压的作用。

制作指导

避免果汁有苦味，可将橘子的籽去除。

橘子汁

开胃消食、止渴润肺

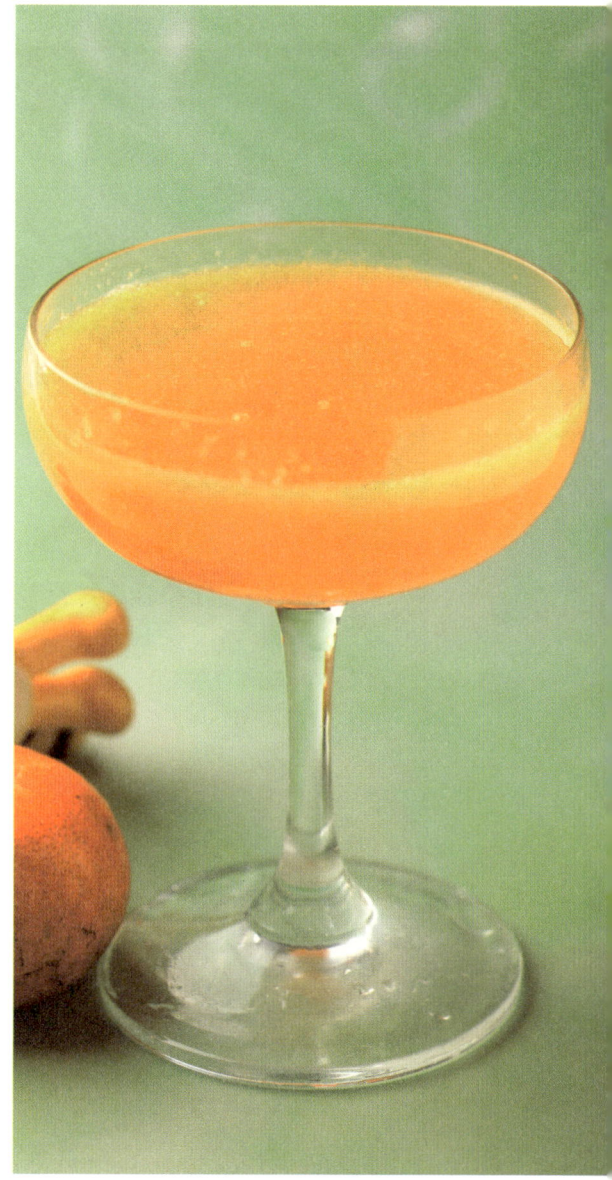

原料

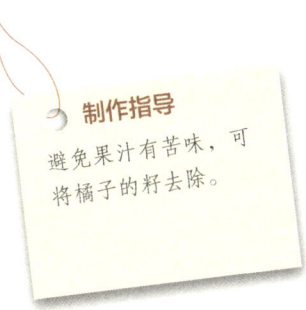

橘子60克

做法

1. 将橘子去皮，果肉切成小块。
2. 取榨汁机，选择搅拌刀座组合，倒入橘子肉。
3. 注入适量纯净水，盖上盖。
4. 选择"榨汁"功能，榨取橘子汁。
5. 断电后，橘子汁倒入杯中即可。

知识点

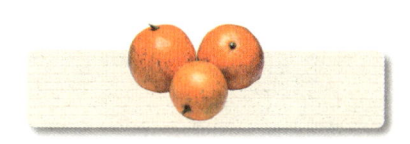

橘子含有氨基酸、柠檬酸、胡萝卜素、纤维素及矿物质，具有开胃理气、止渴润肺等作用。

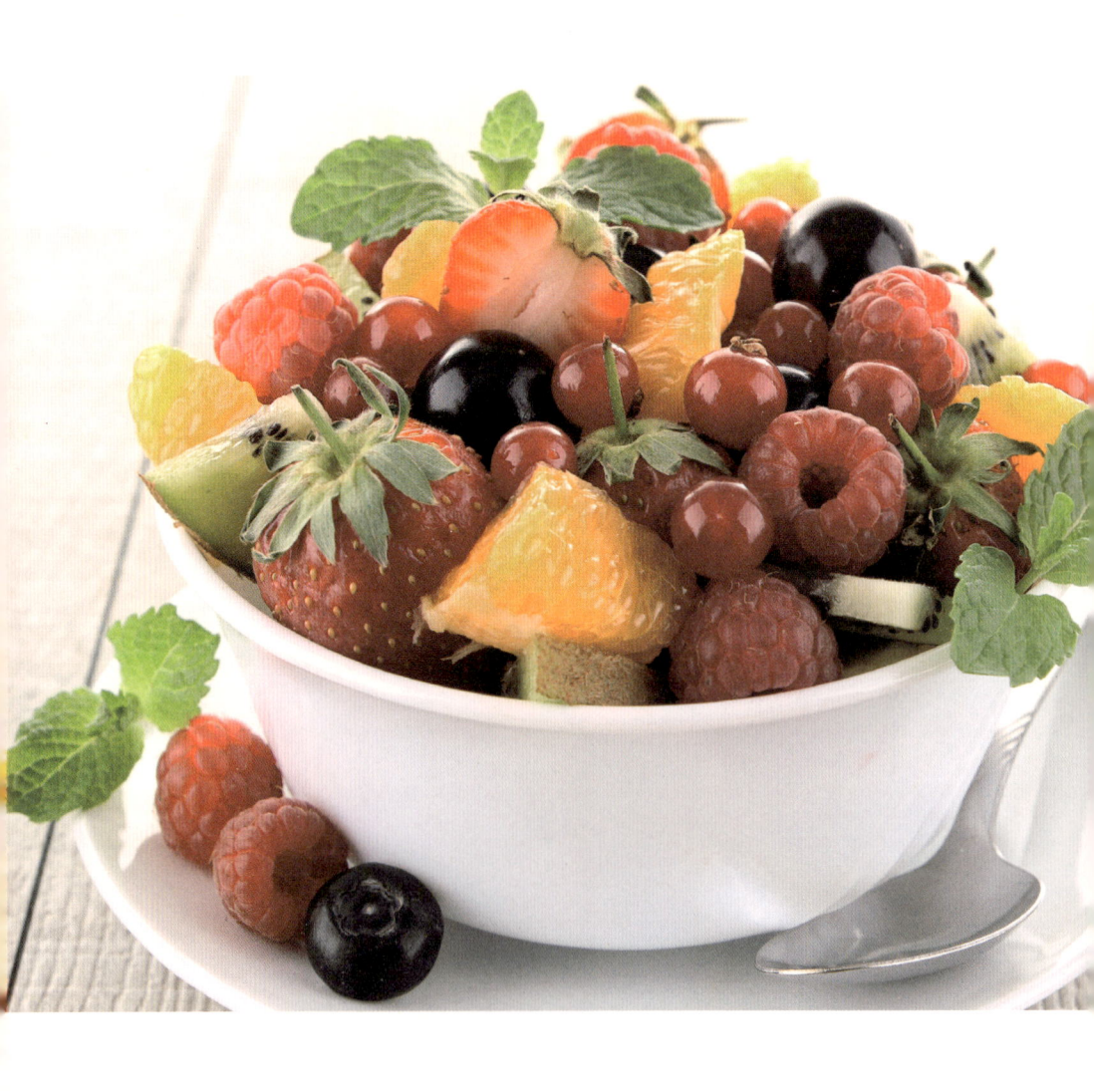

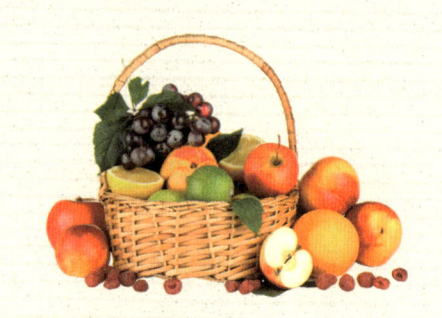

Part 5

24道实用蔬果汁，让你健康长相随

你是不是特别容易手脚冰冷？通过多吃一些温补性的蔬菜水果，可以促进血液循环，让身体暖起来。

山药、韭菜、杧果、石榴等都是温补性蔬果，搭配其他各种减肥蔬果调成营养蔬果汁，让你不发胖、不怕冷，享受美味的同时还可以健康瘦身。

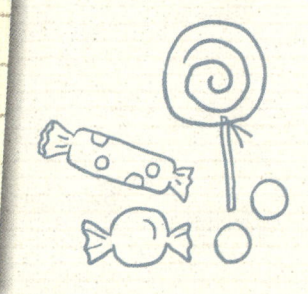

缓解疲劳

韭菜

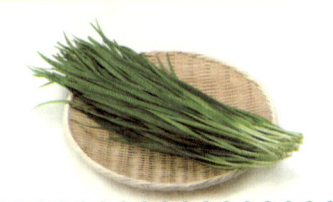

韭菜含有蛋白质、维生素B₁、烟酸、维生素C、胡萝卜素、硫化物及多种矿物质，具有补肾温阳、益肝健胃、润肠通便、增强免疫力等作用。

韭菜的营养价值与作用

1. 益肝健胃
韭菜含有挥发性精油及硫化物等特殊成分，有助于疏调肝气、增强消化功能。

2. 润肠通便
韭菜含有大量维生素和粗纤维，能促进胃肠蠕动，对便秘有辅助疗效。

3. 行气理血
韭菜的辛辣气味有散瘀活血、行气导滞作用，可缓解反胃、胸痛等症状。

4. 增强免疫力
韭菜所含的硫化物有一定的杀菌消炎作用，有助于人体提高自身免疫力。

最佳营养搭配

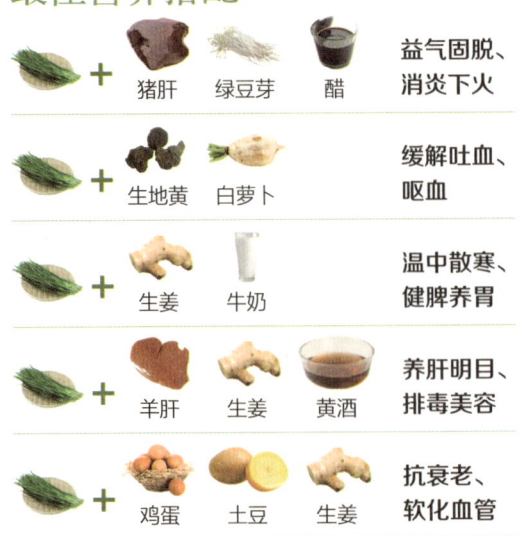

韭菜 + 猪肝、绿豆芽、醋	益气固脱、消炎下火
韭菜 + 生地黄、白萝卜	缓解吐血、呕血
韭菜 + 生姜、牛奶	温中散寒、健脾养胃
韭菜 + 羊肝、生姜、黄酒	养肝明目、排毒美容
韭菜 + 鸡蛋、土豆、生姜	抗衰老、软化血管

韭菜的选购和存储

叶直、鲜嫩翠绿为佳。末端黄叶比较少、叶子颜色呈浅绿色、根部不失水、用手能掐动的韭菜比较新鲜。

叶子颜色越深，韭菜越老。

新鲜韭菜洗净后切成段，沥干水分，装入塑料袋后放入冰箱，其鲜味可保存1个月以上。

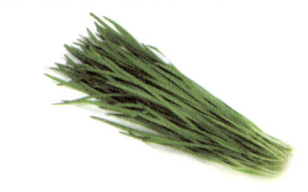

制作指导

在过滤韭菜汁时,用勺子稍稍搅拌可缩短过滤的时间。

韭菜汁

益肝健胃、补肾强身

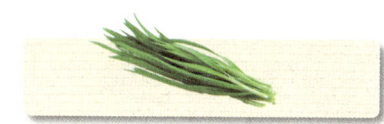

原料

韭菜90克

做法

1. 将洗净的韭菜切成小段。
2. 取榨汁机,选择搅拌刀座组合,倒入韭菜段,加入少许清水。
3. 盖上盖,选择"榨汁"功能,榨取韭菜汁。
4. 将韭菜汁滤入碗中,待用。
5. 将砂锅置于火上,倒入韭菜汁。
6. 调至大火,煮1分钟至汁液沸腾。
7. 搅拌均匀,韭菜汁倒入杯中即可。

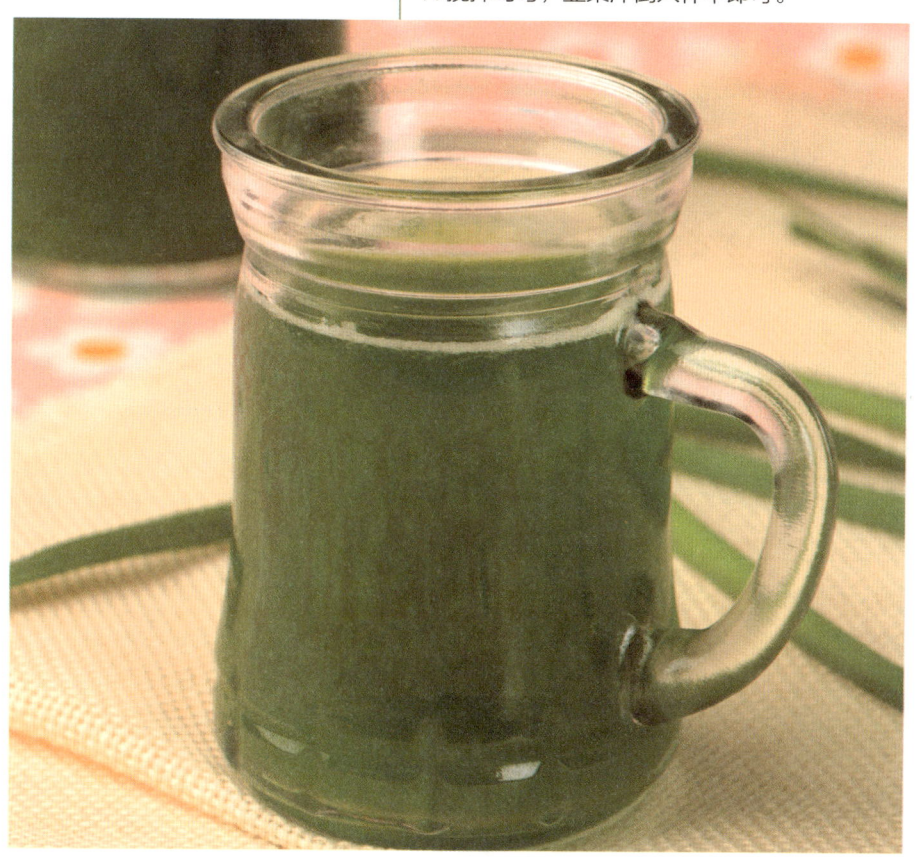

健康椰子汁

益气养身、驻颜美容

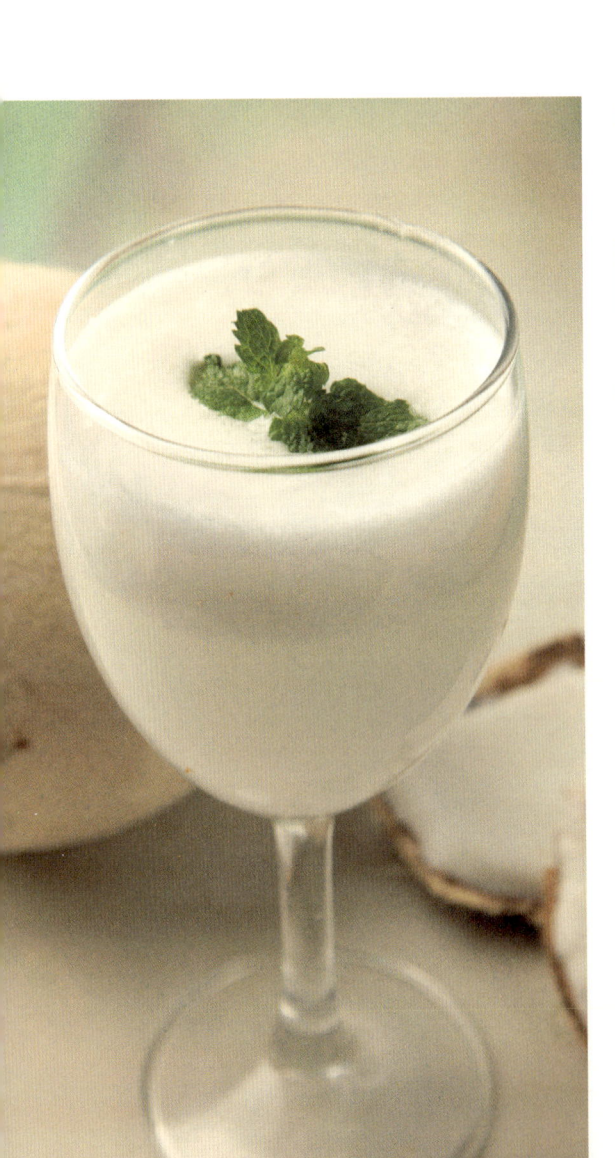

制作指导

喜欢喝热饮的可以用小火加热；若是夏天饮用，可以加一些冰块，口味更佳。

原料

椰肉130克，鲜椰汁250毫升

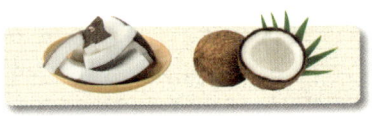

做法

1. 将椰肉切成小块，倒入碗中，加水清洗干净。
2. 捞出椰肉，沥干水分，待用。
3. 取榨汁机，选择搅拌刀座组合，倒入椰肉块。
4. 注入适量鲜椰汁，盖好盖子。
5. 选择"榨汁"功能，榨取果汁。
6. 把椰子汁倒入杯中即可。

知识点

椰汁含有丰富的钾、镁等矿物质，有利尿消肿之效。另外，椰汁含有糖类、脂肪、蛋白质、维生素和微量元素，常饮能补充细胞内液、扩充血容量、滋润皮肤。

双色果汁

排毒瘦身、美容补身

制作指导
喜欢甜口的，蜂蜜可适量多加一些。

原料
杧果95克，西红柿120克，酸奶250毫升

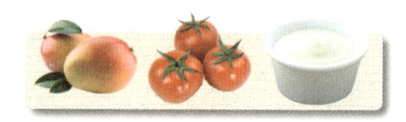

调料
蜂蜜25毫升，薄荷叶少许

做法
1. 杧果去皮，去核，果肉切小块。
2. 洗净的西红柿切小块。
3. 取榨汁机，倒入杧果肉，放入适量酸奶，盖好盖子。
4. 选择"榨汁"功能，榨出果汁。
5. 断电后，杧果汁倒入杯中。
6. 将西红柿倒入榨汁机中，加入蜂蜜，注入适量矿泉水，盖好盖子。
7. 选择"榨汁"功能，榨取西红柿汁。
8. 将西红柿汁倒入杧果汁杯中，点缀上薄荷叶即可。

知识点
酸奶含有丰富的钙和多种酶，能够润肤、明目、固齿。另外，其含有的乳酸菌能促进肠胃蠕动，帮助消化。

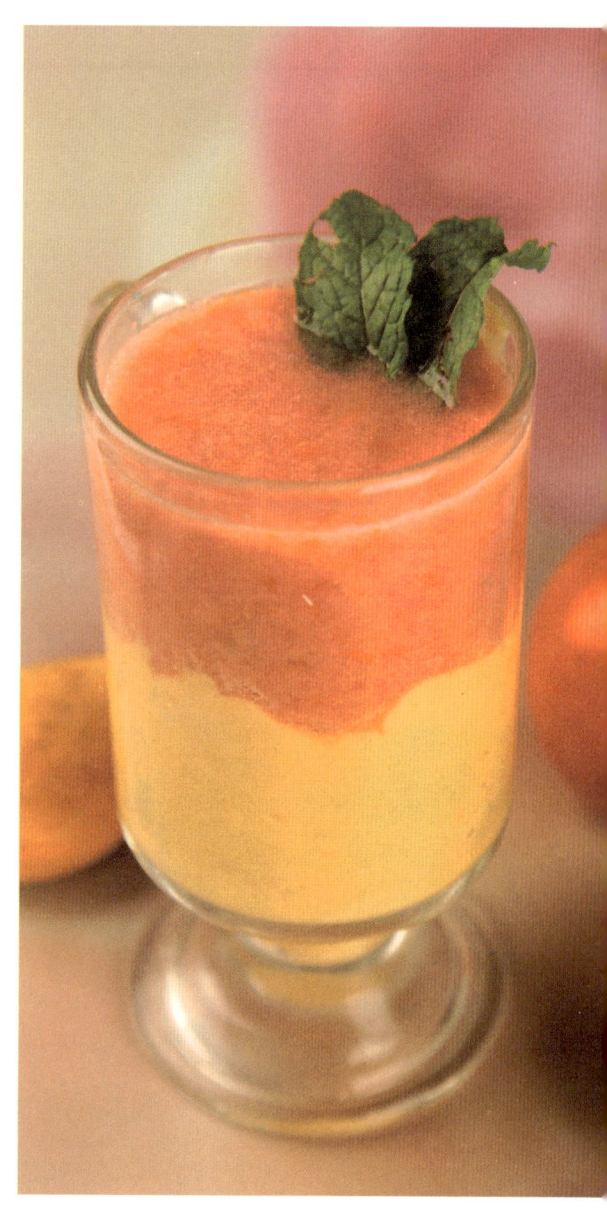

杨桃香蕉牛奶

补充营养、缓解疲劳

制作指导

榨好的果汁放入冰箱冷藏半小时，口感会更好。

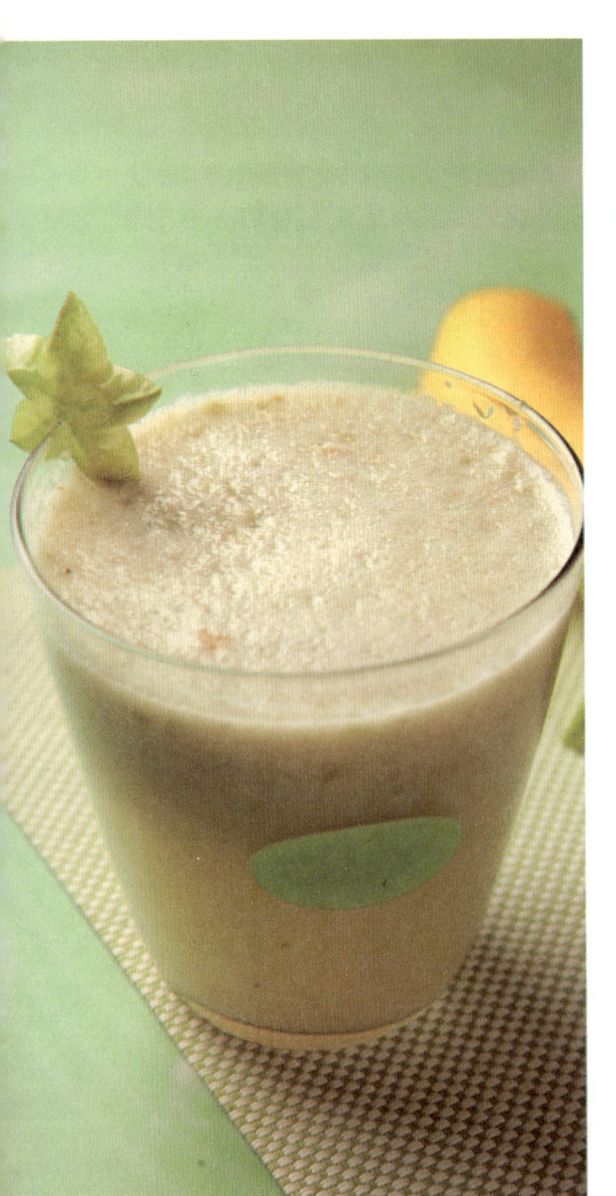

原料

杨桃180克，香蕉120克，牛奶80毫升

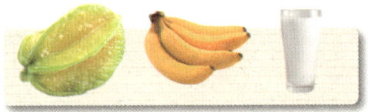

做法

1. 将香蕉剥去果皮，果肉切成小块。
2. 洗好的杨桃切开，去除硬芯，再切成小块。
3. 取榨汁机，选择搅拌刀座组合。
4. 倒入杨桃、香蕉，注入适量牛奶。
5. 加入少许凉开水，盖上盖。
6. 选择"榨汁"功能，榨取果汁。
7. 断电后，果汁倒入杯中即可。

知识点

香蕉含有蛋白质、维生素A、钙、磷、铁等营养成分，具有镇静安神、降血压、滋润皮肤、增强免疫力等作用。

蜂蜜玉米汁

滋养润燥、防治便秘

制作指导

熬煮玉米汁的时间不宜太久，否则会失去清甜的味道。

🌱 原料

鲜玉米粒100克

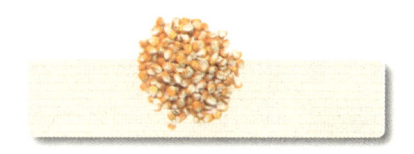

✅ 做法

1. 取榨汁机，选择搅拌刀座组合，将洗净的玉米粒装入搅拌杯中。
2. 加入适量纯净水。
3. 盖上盖，选择"榨汁"功能，榨取玉米汁。
4. 将玉米汁倒入锅中，盖上盖，用大火煮至沸腾。
5. 揭开盖，略微搅拌，使玉米汁味道均匀，倒入杯中即可。

知识点

玉米含有谷胱甘肽、维生素A、维生素E、脂肪酸、钙、镁、硒等营养成分，有健脾益胃的作用。

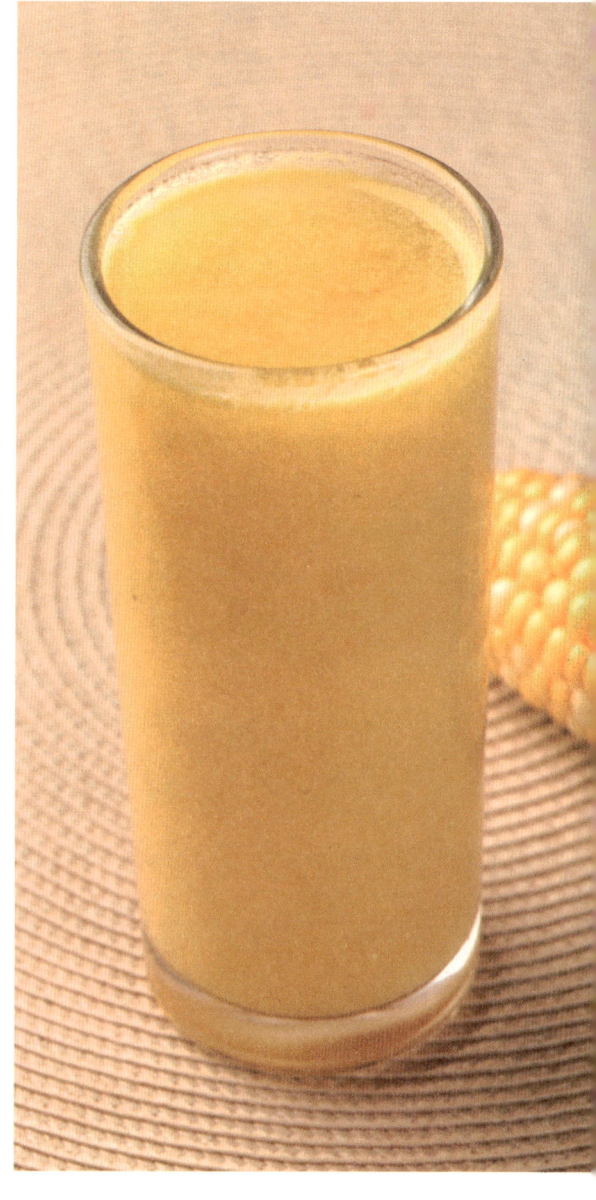

梦幻杨梅汁

美容减肥、益气消食

制作指导

杨梅较酸，加入的白糖可适量多一些。

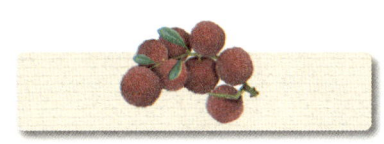

原料

杨梅100克

调料

白糖15克

做法

1. 洗净的杨梅切开，去核，果肉切小块。
2. 取榨汁机，选择搅拌刀座组合，倒入杨梅果肉。
3. 加入白糖，注入适量纯净水，盖好盖子。
4. 选择"榨汁"功能，榨取果汁。
5. 断电后，杨梅汁倒入杯中即成。

知识点

杨梅含有蛋白质、纤维素、维生素、果胶、钙、磷、铁等营养成分，具有生津解渴、和胃消食、护肤等作用。

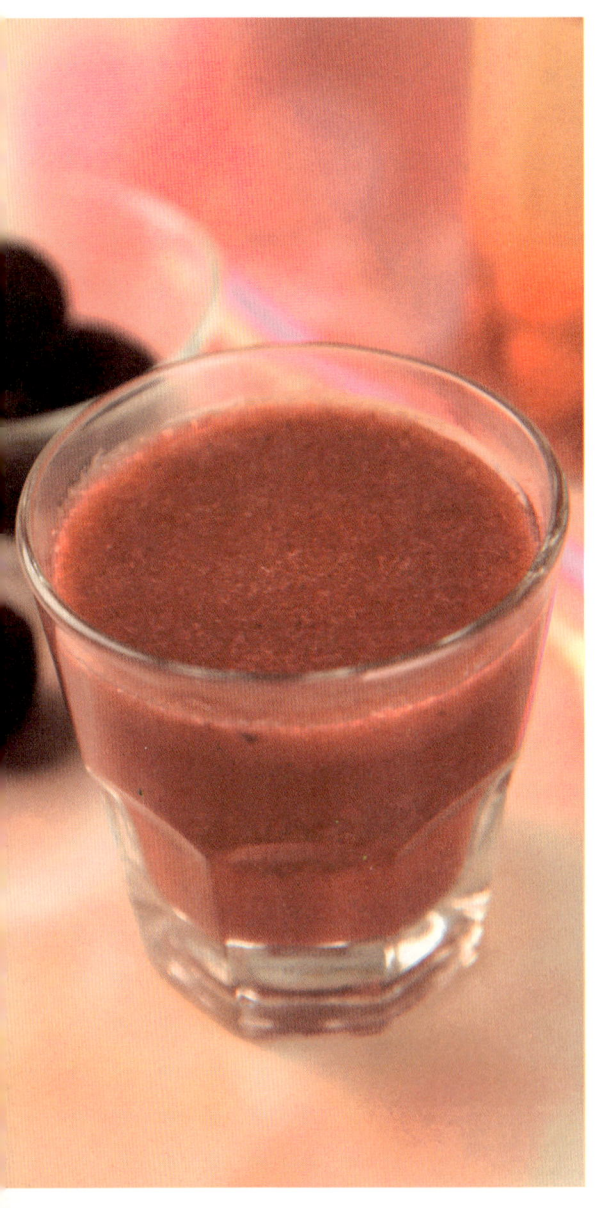

改善贫血

石榴

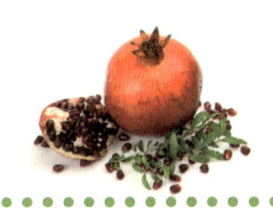

石榴含有蛋白质、维生素C、B族维生素、有机酸、糖类、钙、磷、钾等营养成分，有生津止渴、收敛固涩、止泻止血之效。

石榴的营养价值与作用

1. 强身健体

石榴有助消化、抗胃溃疡、软化血管、降血脂和血糖、降低胆固醇等作用。

2. 抑制大肠杆菌

石榴皮有抑菌和收敛功能，能使肠黏膜的分泌物减少，对痢疾杆菌、大肠杆菌有一定的抑制作用。

3. 止血、明目

石榴花性味酸涩而平，有良好的止血作用。石榴花泡水洗眼，有明目的作用。

最佳营养搭配

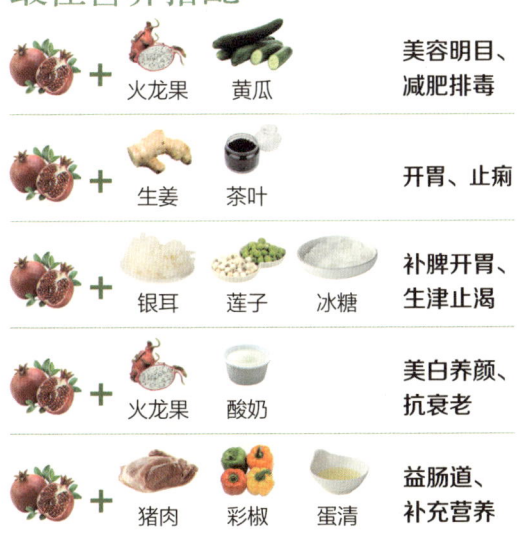

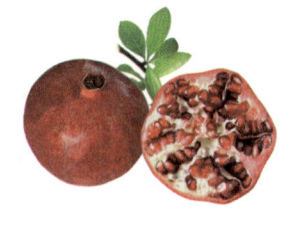

石榴 + 火龙果 + 黄瓜	美容明目、减肥排毒
石榴 + 生姜 + 茶叶	开胃、止痢
石榴 + 银耳 + 莲子 + 冰糖	补脾开胃、生津止渴
石榴 + 火龙果 + 酸奶	美白养颜、抗衰老
石榴 + 猪肉 + 彩椒 + 蛋清	益肠道、补充营养

选购石榴小贴士

1. 看光泽。外皮光亮说明石榴新鲜。

2. 掂重量。差不多大的石榴稍重的就是熟透了，水分就会多。

3. 看石榴的皮是不是很饱满紧绷。如果是松弛的，那就不新鲜了；外皮不要有一块块的斑块，通常是黄黑色，这样的石榴一般是坏了的。

石榴汁

强身健体、止血明目

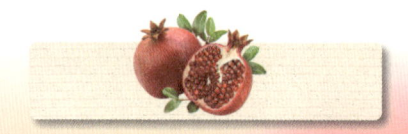

原料
石榴150克

调料
蜂蜜少许

做法
1. 将石榴切开，去除果皮，果粒掰散。
2. 取榨汁机，选择搅拌刀座组合，倒入石榴果粒。
3. 注入适量纯净水，盖好盖子。
4. 选择"榨汁"功能，榨取果汁。
5. 将石榴汁倒入杯中，加入蜂蜜，拌匀即成。

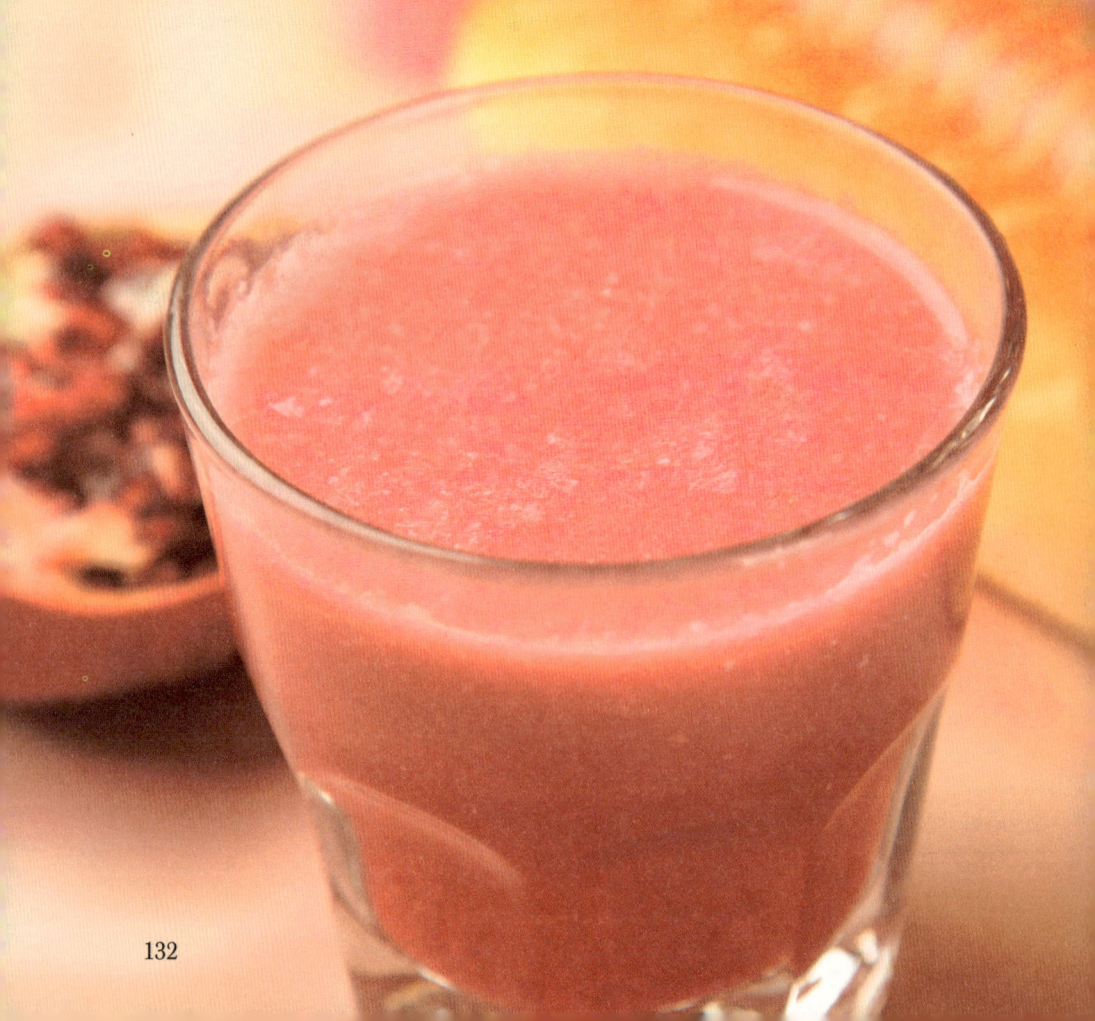

山药

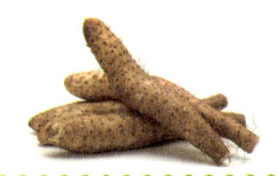

山药富含氨基酸、多种微量元素及其他矿物质，有补中益气、健脾补虚、益心安神等作用，还能助消化、止泻。

山药的营养价值与作用

1. 健脾益胃、助消化

有利于脾胃消化吸收功能，是一味平补脾胃的药食两用之品。

2. 降低血糖

有降低和稳定血糖的作用。

3. 增强免疫力

能有效阻止血脂在血管壁的沉淀，预防心血管疾病，有益志安神、增强免疫力的作用。

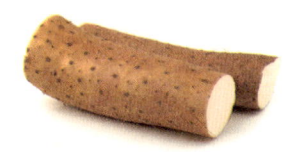

最佳营养搭配

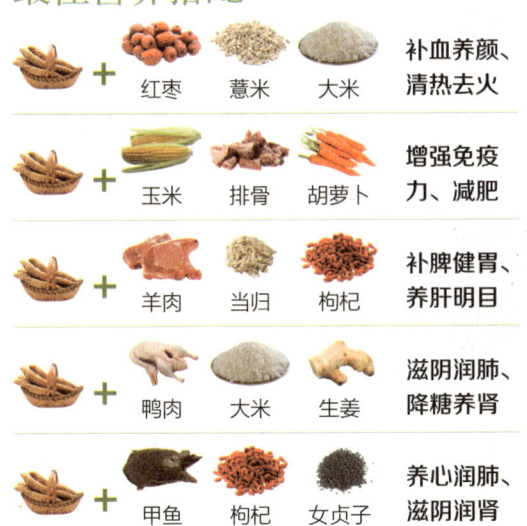

山药 +	红枣	薏米	大米	补血养颜、清热去火
山药 +	玉米	排骨	胡萝卜	增强免疫力、减肥
山药 +	羊肉	当归	枸杞	补脾健胃、养肝明目
山药 +	鸭肉	大米	生姜	滋阴润肺、降糖养肾
山药 +	甲鱼	枸杞	女贞子	养心润肺、滋阴润肾

购买山药小贴士

大小一样的山药，较重的较好，同一品种须毛越多越好。

山药的横切面肉质应呈雪白色，这说明是新鲜的，若呈黄色似铁锈的不要购买。

表面有异常斑点的山药绝对不能买，因为这可能已经感染过病害，还要注意山药断面应带有黏液，外皮无损伤。

山药红薯苹果汁

强身健体、补血养颜

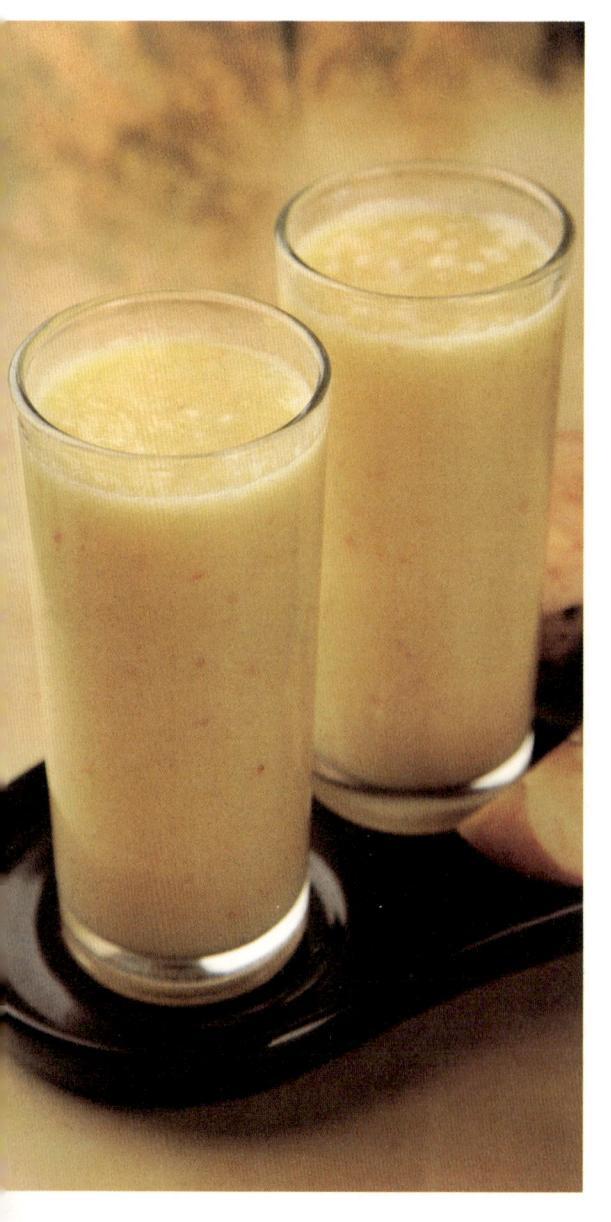

原料

红薯丁85克，苹果块75克，山药丁90克

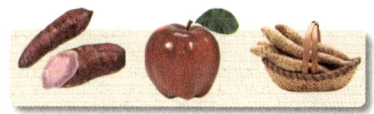

做法

1. 锅中注入适量清水烧开，倒入红薯丁、山药丁。
2. 盖好盖子，用中火煮约2分钟至食材断生。
3. 揭开盖，捞出煮好的食材，浸入凉开水中，待用。
4. 取榨汁机，选择搅拌刀座组合，倒入放凉后的红薯、山药，加入苹果。
5. 注入适量纯净水，盖好盖子。
6. 选择"榨汁"功能，榨取蔬果汁。
7. 断电后，蔬果汁倒入杯中即成。

知识点

红薯含有蛋白质、淀粉、糖分、纤维素、维生素E、果胶等营养成分，具有促进胃肠蠕动、保持血管弹性、提高机体免疫力等作用。

山药冬瓜萝卜汁

健脾益胃、益气养身

制作指导

山药切好后要泡在清水里，以防其氧化变黑。

原料

山药50克，白萝卜75克，冬瓜65克，苹果55克

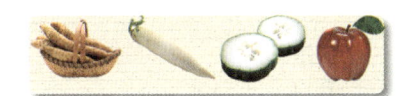

做法

1. 将洗净去皮的冬瓜、白萝卜和山药均切小块。
2. 苹果洗净去皮，切开，去核，切小块。
3. 锅中注入适量清水烧开，倒入冬瓜、山药，用大火煮2分钟。捞出食材，沥干水分。
4. 取榨汁机，选择搅拌刀座组合，放入白萝卜、苹果、冬瓜、山药。
5. 注入适量温开水，盖上盖。
6. 选择"榨汁"功能，榨取蔬果汁。
7. 断电后，将蔬果汁倒入杯中即可。

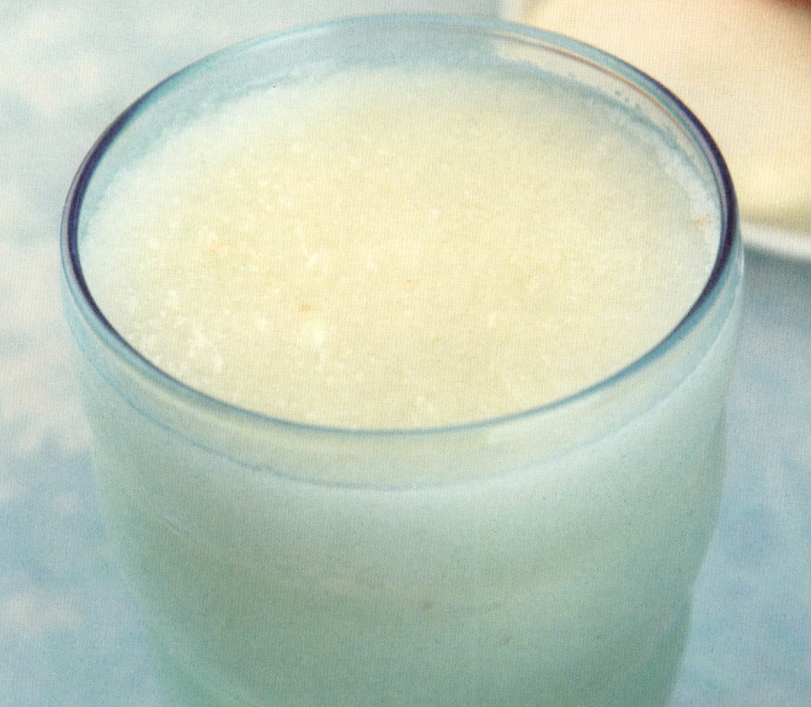

桃子胡萝卜汁

和血益气、增强抵抗力

制作指导
榨好的果汁过滤后再饮用，口感更纯滑。

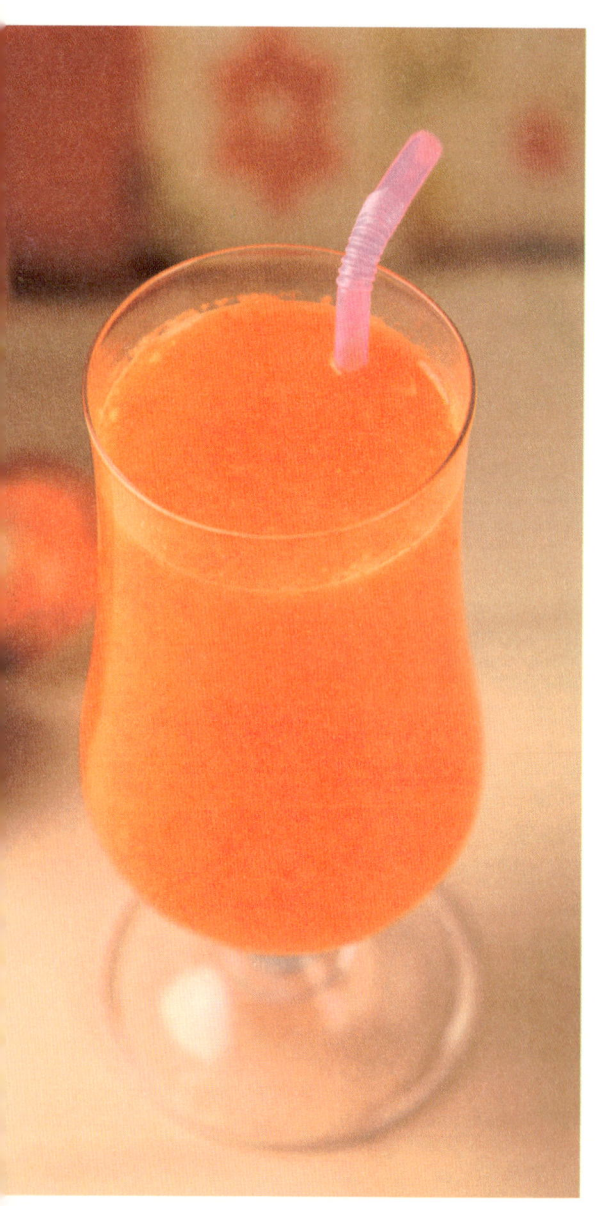

原料
桃子120克，胡萝卜85克

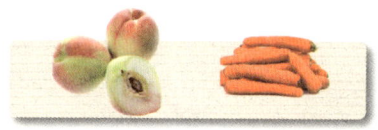

做法
1. 将洗净的桃子去头尾，切取果肉，改切成小块。
2. 洗好去皮的胡萝卜切条形，改切成丁。
3. 取榨汁机，选择搅拌刀座组合，倒入桃子、胡萝卜。
4. 加入适量矿泉水，盖上盖，选择"榨汁"功能，榨取汁水。
5. 断电后，蔬果汁倒入杯中，撇去浮沫即可。

知识点
胡萝卜含有葡萄糖、胡萝卜素、钾、钙、磷等营养成分，具有益肝明目、增强免疫力等作用。

制作指导

苹果块切得小一点，可节省榨汁时间。

苹果樱桃汁

防治便秘、补血养气

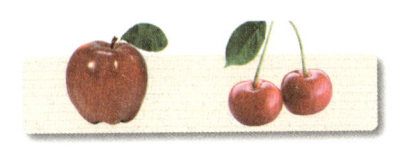

原料

苹果130克，樱桃75克

做法

1. 将洗净去皮的苹果切开，去核，果肉切小块。
2. 洗好的樱桃去蒂，切开，去核。
3. 取榨汁机，选择搅拌刀座组合，倒入苹果、樱桃。
4. 注入少许矿泉水，盖好盖子。
5. 选择"榨汁"功能，榨取果汁。
6. 断电后，果汁倒入杯中即可。

知识点

苹果含有蛋白质、胡萝卜素和多种维生素、矿物质，具有生津止渴、健脾益胃、养心益气等作用。

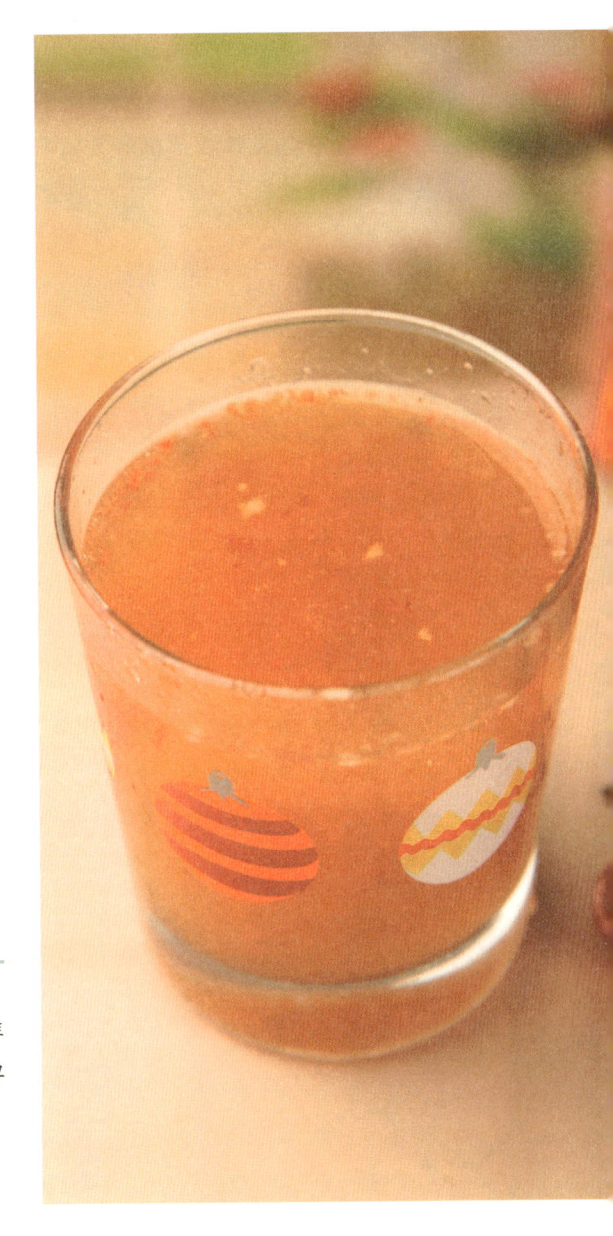

防治感冒

生姜

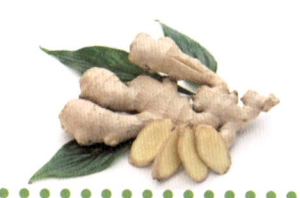

姜含有挥发性姜油酮和姜油酚，具有活血、祛寒、除湿、发汗等功效，还有健胃止呕、辟腥臭、消水肿的作用。

生姜的营养价值与作用

1. 增进食欲、促消化

姜辣素对口腔和胃黏膜有刺激作用，能促进消化液分泌，可促使肠道蠕动，增进食欲。

2. 活血祛寒

对呼吸和血管运动中枢有兴奋作用，能促进血液循环。用生姜、红糖熬制的姜汤可活血祛寒，防治感冒。

最佳营养搭配

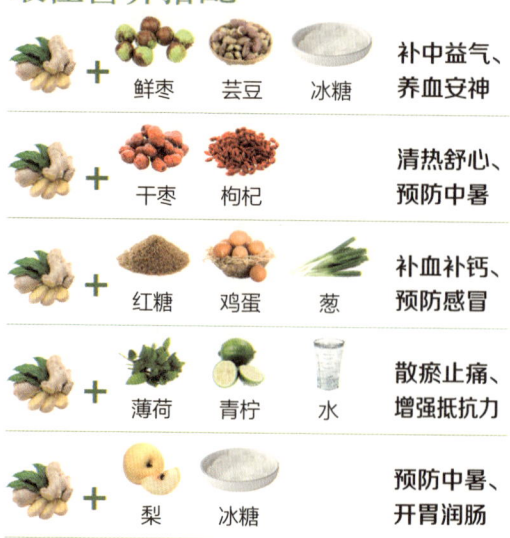

生姜 + 鲜枣 + 芸豆 + 冰糖	补中益气、养血安神
生姜 + 干枣 + 枸杞	清热舒心、预防中暑
生姜 + 红糖 + 鸡蛋 + 葱	补血补钙、预防感冒
生姜 + 薄荷 + 青柠 + 水	散瘀止痛、增强抵抗力
生姜 + 梨 + 冰糖	预防中暑、开胃润肠

生姜的选购和存储

生姜外表不烂、无蔫萎、无虫伤、无受热或受冻现象为佳。

外表微黄、表皮脱落的生姜可能被硫磺熏烤过。

洗净、晾干，埋入盐罐。或将鲜姜放在盆、罐或大口瓶中，覆盖3厘米厚的潮湿细沙，加盖可保鲜1~2个月。再者，将鲜姜洗净、晾干，切片装进洁净干燥的罐头瓶中，倒入白酒，以刚淹没姜片为度，加盖密封，随吃随取，可长期保鲜。

甘蔗生姜汁

活血祛寒、润燥生津

制作指导

榨汁时不宜注入凉开水，以免降低了生姜的食用价值。

原料

甘蔗95克，生姜30克

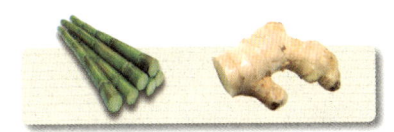

做法

1. 将去皮洗净的生姜切条，改切成小块。
2. 去皮的甘蔗切段，对半切开，再切成丁。
3. 取榨汁机，选择搅拌刀座组合，倒入切好的食材。
4. 注入适量温开水，盖好盖。
5. 选择"榨汁"功能，榨约30秒成汁水。
6. 断电后，将甘蔗汁滤入杯中即可。

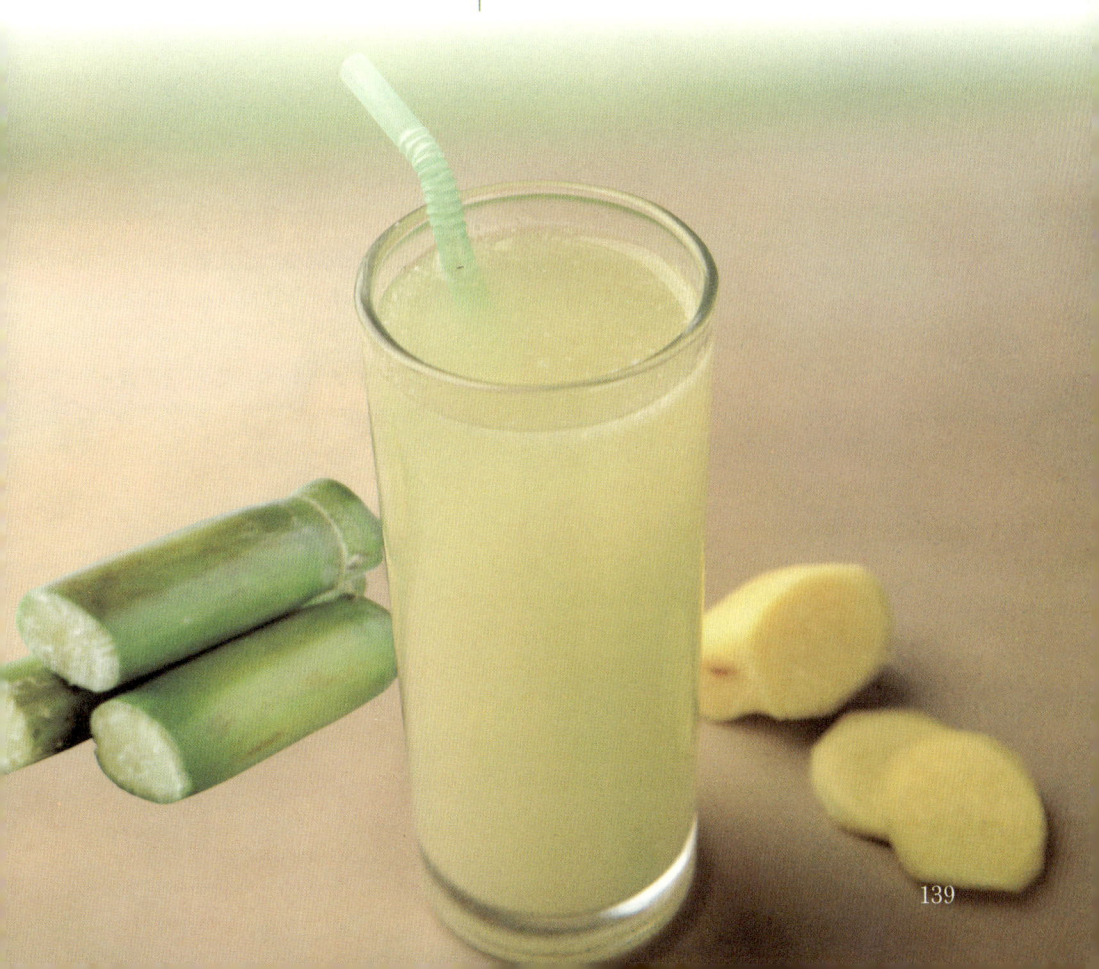

蜂蜜生姜萝卜汁

美容养颜、预防感冒

制作指导
萝卜汁的泡沫较多，饮用前要撇去，以免影响口感。

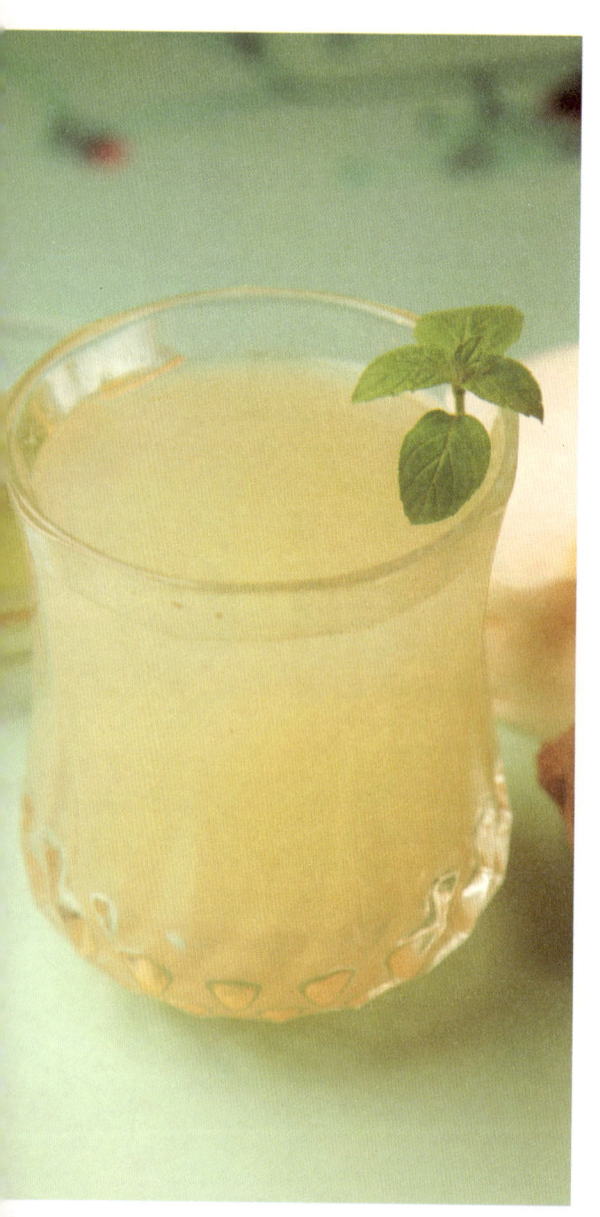

原料
白萝卜160克，生姜30克

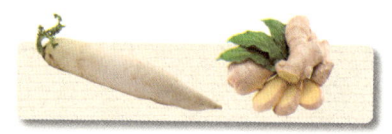

调料
蜂蜜适量

做法
1. 将去皮洗净的生姜切小块。
2. 洗好去皮的白萝卜切滚刀块。
3. 取榨汁机，选择搅拌刀座组合，倒入萝卜块，放入生姜。
4. 注入适量温水，盖上盖。
5. 选择"榨汁"功能，榨约30秒成汁水。
6. 将汁水滤入杯中，加入适量蜂蜜，拌匀即可。

知识点

白萝卜含有维生素A、维生素C、芥子油、淀粉酶和粗纤维等营养成分，具有保护皮肤、增进食欲、增强免疫力等作用。

制作指导

锅中盛出的汤水不宜太多，以免降低饮品的浓度，影响口感。

香浓玉米汁

润肠美容、增强抵抗力

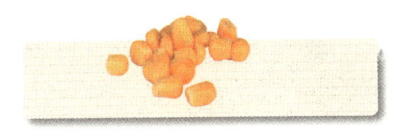

原料
玉米粒130克

调料
蜂蜜30毫升

做法

1. 锅中注入适量清水烧开，倒入洗净的玉米粒。
2. 盖好盖子，用大火煮约2分钟至食材断生。
3. 揭盖，将锅中的玉米和适量汤水盛入碗中，放凉备用。
4. 取榨汁机，倒入碗中的材料，盖好盖子。
5. 选择"榨汁"功能，榨约40秒成汁水。
6. 将玉米汁滤入杯中，加入蜂蜜，拌匀即可。

知识点

玉米含有蛋白质、碳水化合物、亚油酸、膳食纤维、钙、磷等营养成分，具有促进大脑发育、降血脂、降血压、软化血管等作用。

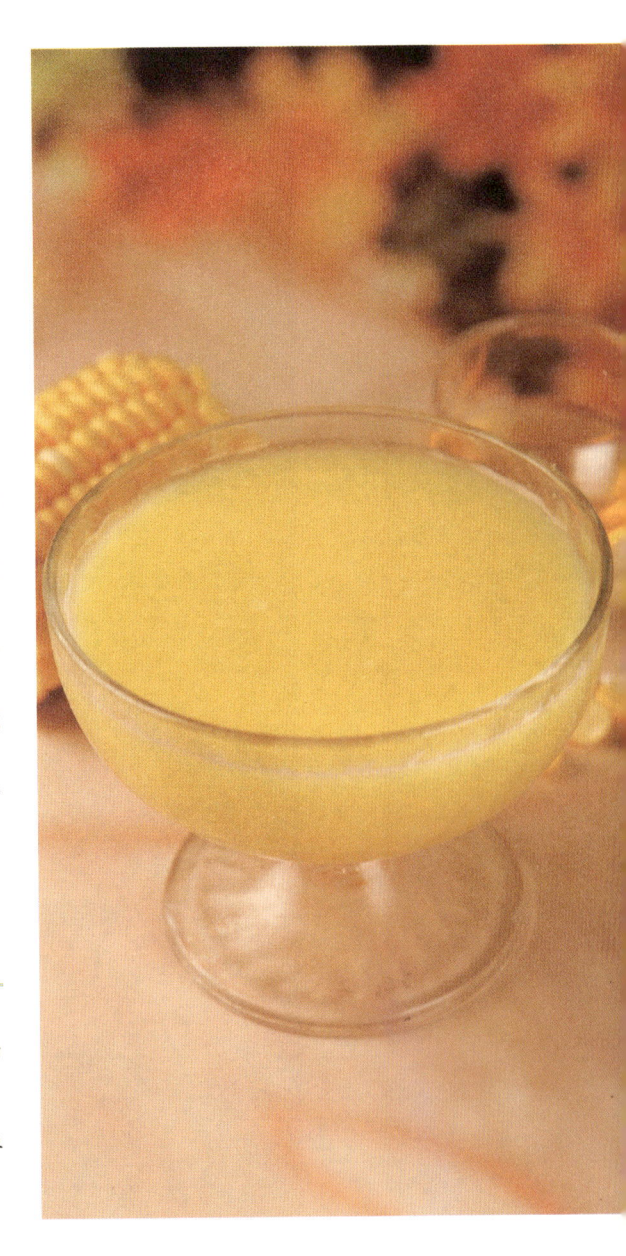

紫苏柠檬汁

清热解毒、预防感冒

制作指导

煮好的紫苏汁浓度较高，喝的时候可加入适量纯净水。

原料

紫苏叶300克，柠檬少许

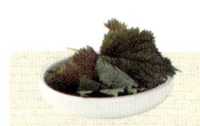

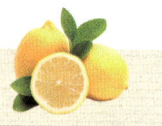

调料

冰糖40克

做法

1. 将紫苏叶洗净。
2. 锅中注入适量清水烧开，放入紫苏叶，煮约4分钟至变色。
3. 关小火，捞出紫苏叶。
4. 锅中加入适量冰糖，搅拌均匀，煮至溶化。
5. 关火，将柠檬汁挤入锅中。
6. 把煮好的紫苏柠檬汁倒入杯中即可。

知识点

柠檬含有糖类、维生素B_1、维生素C、柠檬酸、苹果酸、钙、磷、铁等营养成分，具有清热解暑、开胃消食等作用。

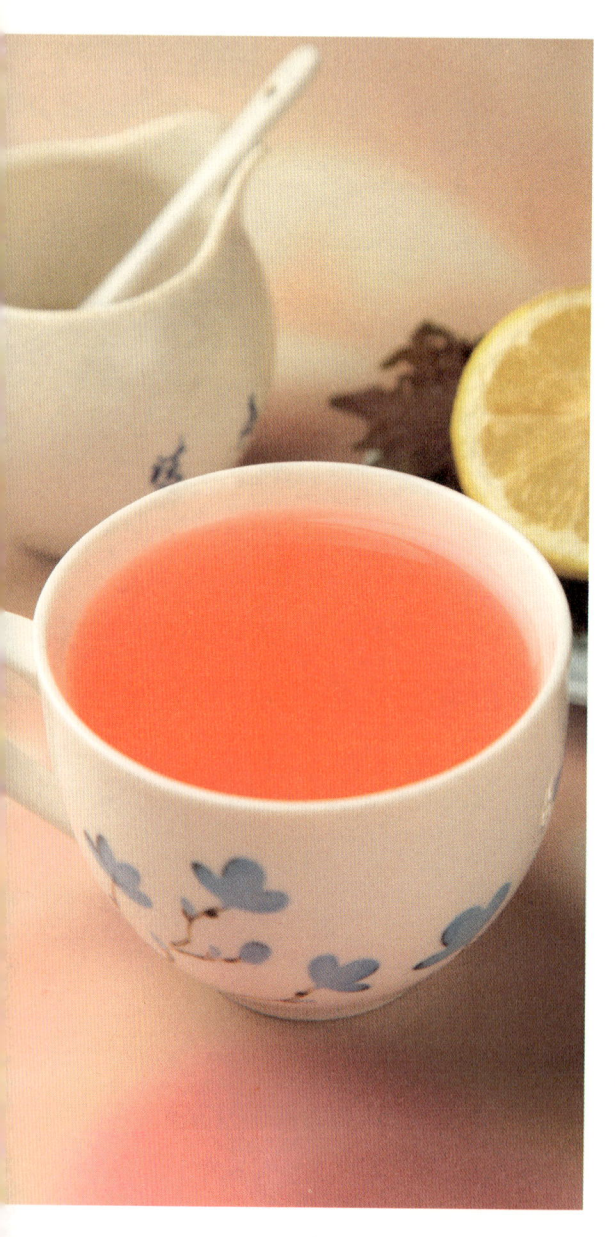

制作指导

橘子果肉上的白络要清除干净，以免缠住刀座。

橘柚汁

润肺清肠、补血健脾

原料

柚子100克，橘子90克

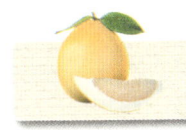

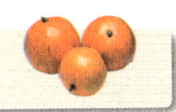

做法

1. 将洗净的橘子剥取果肉，去除果肉上的白络。
2. 洗净的柚子剥取果肉。
3. 取榨汁机，选择搅拌刀座组合，倒入橘子肉、柚子肉。
4. 注入适量矿泉水，盖好盖。
5. 选择"榨汁"功能，榨取果汁。
6. 断电后，榨好的汁水倒入碗中即成。

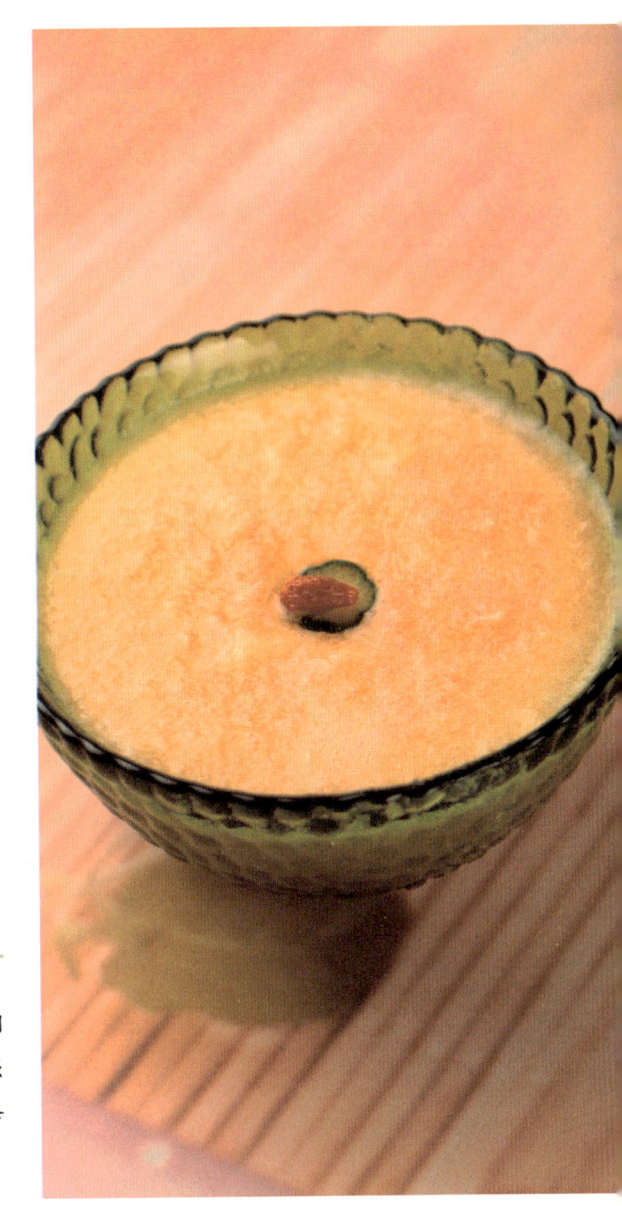

知识点

柚子含有苷类物质、胡萝卜素、烟酸、钙、磷、铁等营养成分，有增强毛细血管韧性的作用，常食有助于降低血糖。

香蕉牛奶饮

润肠通便、补虚养身

制作指导

汁水中加入的蜂蜜不宜太多，以免饮品太甜。

原料

香蕉100克，牛奶100毫升

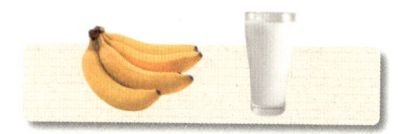

调料

蜂蜜25毫升，白糖少许

做法

1. 香蕉去皮，果肉切小块。
2. 取榨汁机，选择搅拌刀座组合，倒入香蕉，加入牛奶。
3. 倒入适量纯净水，加入白糖，盖好盖子。
4. 选择"榨汁"功能，榨取香蕉汁。
5. 将果汁倒入杯中，加入适量蜂蜜，调匀即可。

知识点

香蕉含有多种营养成分，具有促进肠道蠕动、排毒、保护神经系统、缓解抑郁等作用。

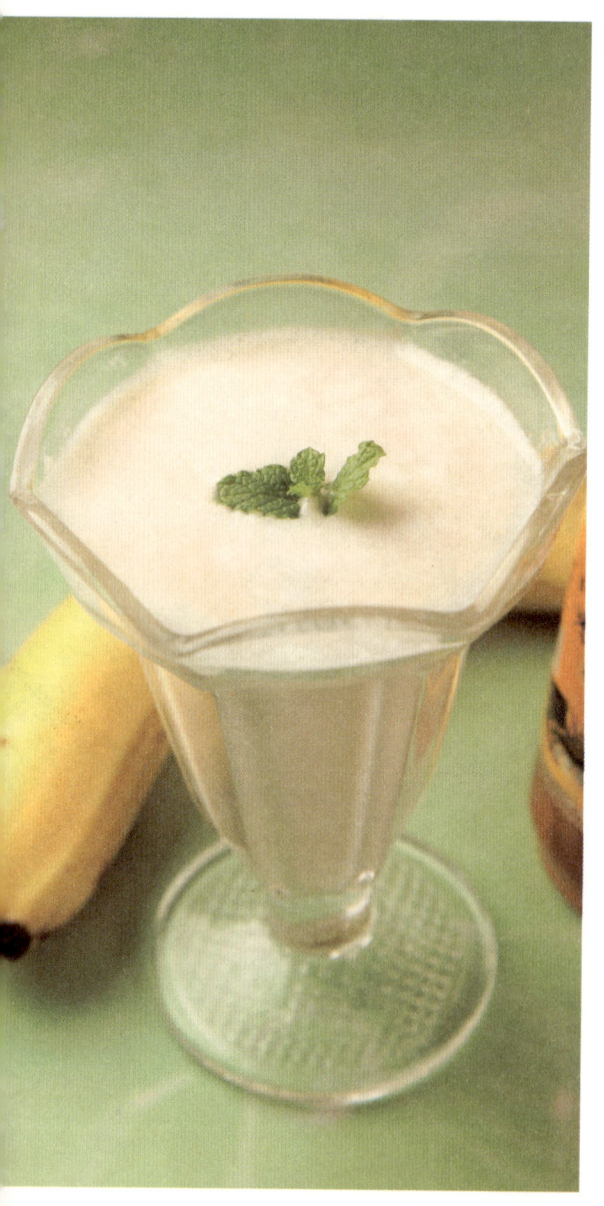

制作指导

果汁中加入适量蜂蜜一起搅拌，口感会更好。

人参果雪梨汁

增强免疫力、降血糖

原料

人参果100克，雪梨120克

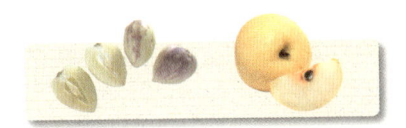

做法

1. 将洗净去皮的雪梨切开，去核，改切成小块。
2. 洗好的人参果切成小块。
3. 取榨汁机，选择搅拌刀座组合，将切好的水果倒入搅拌杯中。
4. 加入适量纯净水。
5. 盖上杯盖，选择"榨汁"功能，榨取果汁。
6. 取下盖子，将榨好的果汁倒入杯中即可。

知识点

雪梨含有蛋白质、粗纤维、维生素，以及钙、磷、铁等营养成分，有清热镇静的作用，常食能改善高血压症状。

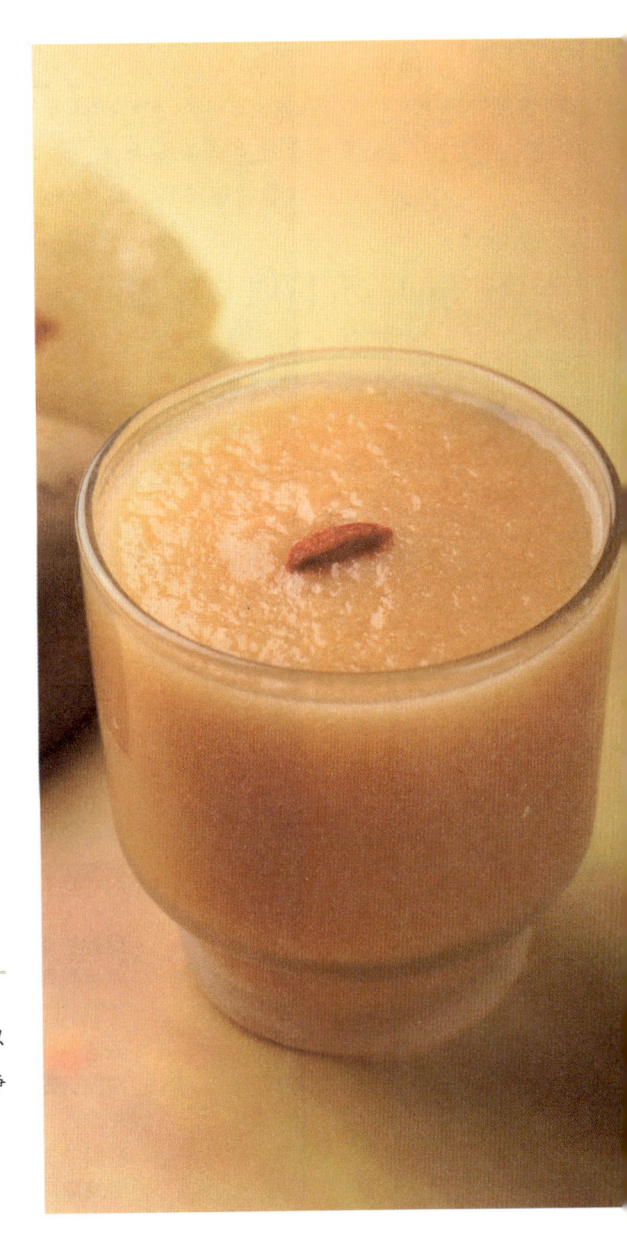

缓解便秘

杧果

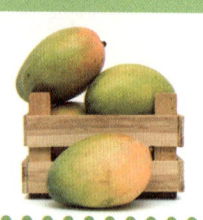

杧果富含维生素、蛋白质、胡萝卜素和微量元素，具有美白肌肤、防治高血压、防治动脉硬化、防治便秘、清肠胃的作用。

杧果的营养价值与作用

1. 美白肌肤
杧果中含有大量维生素，可以起到滋润肌肤的作用。
2. 明目
杧果的糖类及维生素含量非常丰富，具有明目的作用。
3. 防治便秘
促进排便，对于防治便秘具有一定的作用。

最佳营养搭配

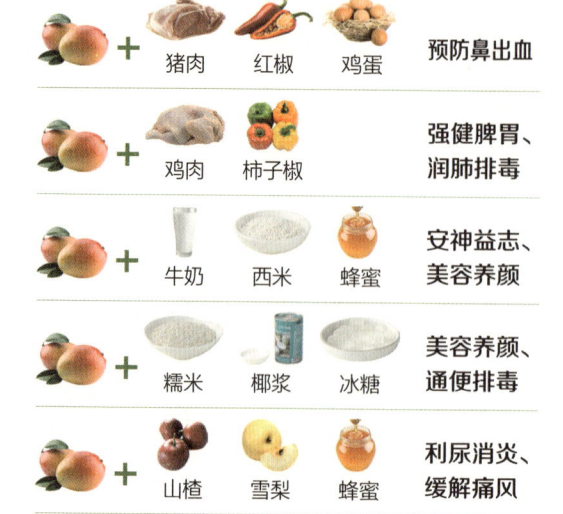

杧果 +	猪肉	红椒	鸡蛋	预防鼻出血
杧果 +	鸡肉	柿子椒		强健脾胃、润肺排毒
杧果 +	牛奶	西米	蜂蜜	安神益志、美容养颜
杧果 +	糯米	椰浆	冰糖	美容养颜、通便排毒
杧果 +	山楂	雪梨	蜂蜜	利尿消炎、缓解痛风

选购杧果小贴士

1. 自然成熟的杧果颜色不十分均匀，而催熟的杧果则只有小头顶尖处果皮翠绿，其他部位的果皮则发黄。

2. 催熟的杧果味淡或有异味，没有杧果特有的香味。

3. 自然成熟的杧果有适中的硬度和弹性，而催熟的杧果则整体偏软。

杧果汁

防治便秘、美肤明目

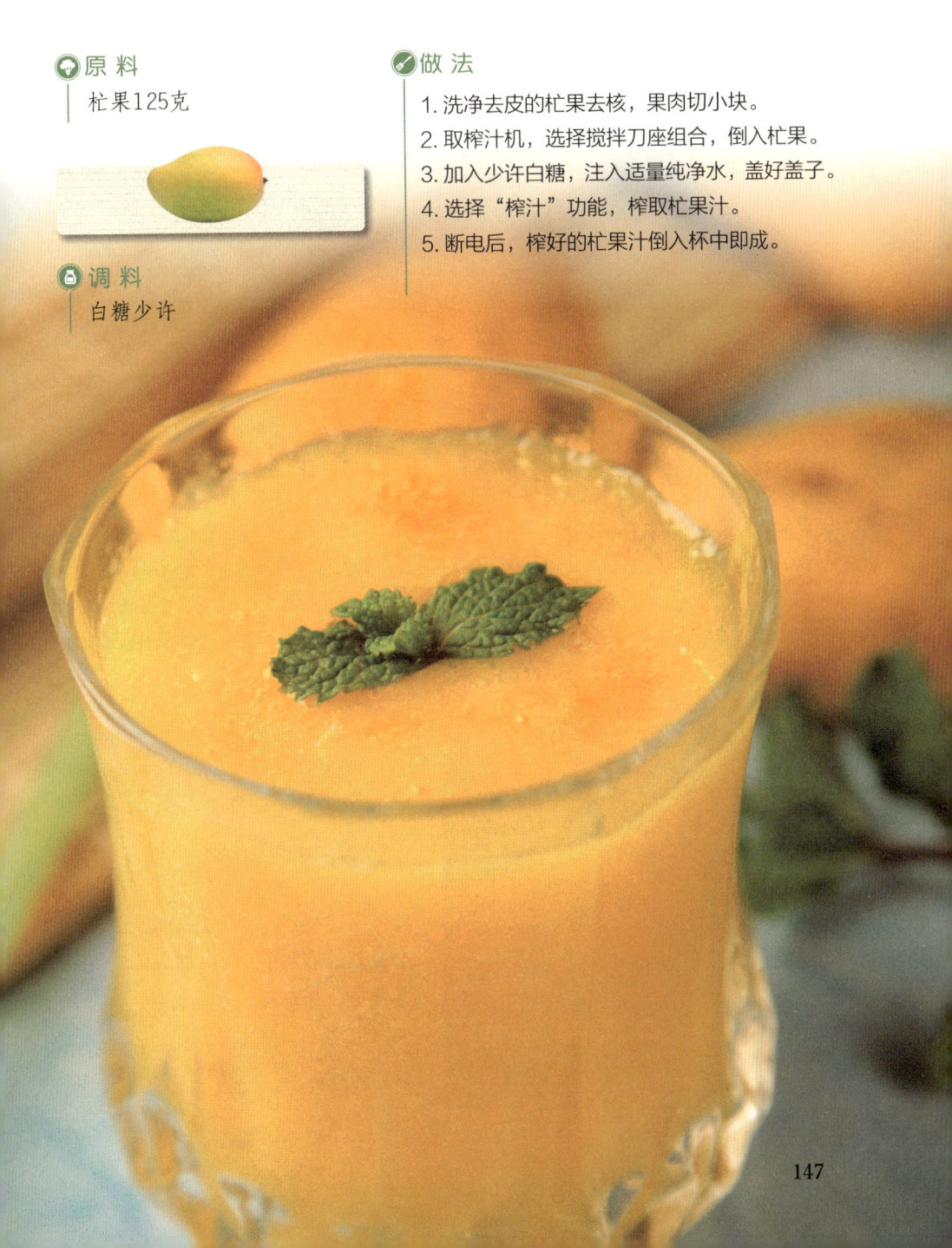

原料
杧果125克

调料
白糖少许

做法
1. 洗净去皮的杧果去核，果肉切小块。
2. 取榨汁机，选择搅拌刀座组合，倒入杧果。
3. 加入少许白糖，注入适量纯净水，盖好盖子。
4. 选择"榨汁"功能，榨取杧果汁。
5. 断电后，榨好的杧果汁倒入杯中即成。

紫甘蓝杧果汁

开胃消食、防治便秘

制作指导

紫甘蓝取嫩叶榨汁，根部较硬，不适合榨汁。

原料

紫甘蓝130克，杧果110克

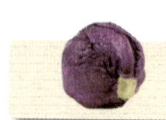

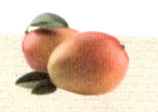

做法

1. 洗净的紫甘蓝切细丝。
2. 洗净去皮的杧果去核，果肉切成小块。
3. 取榨汁机，选择搅拌刀座组合，倒入切好的食材。
4. 注入适量纯净水，盖好盖子。
5. 选择"榨汁"功能，榨取蔬果汁。
6. 断电后，蔬果汁倒入杯中即成。

知识点

紫甘蓝含有维生素C、维生素E、B族维生素、纤维素等营养成分，具有增强胃肠功能、促进肠道蠕动、增强免疫力等作用。

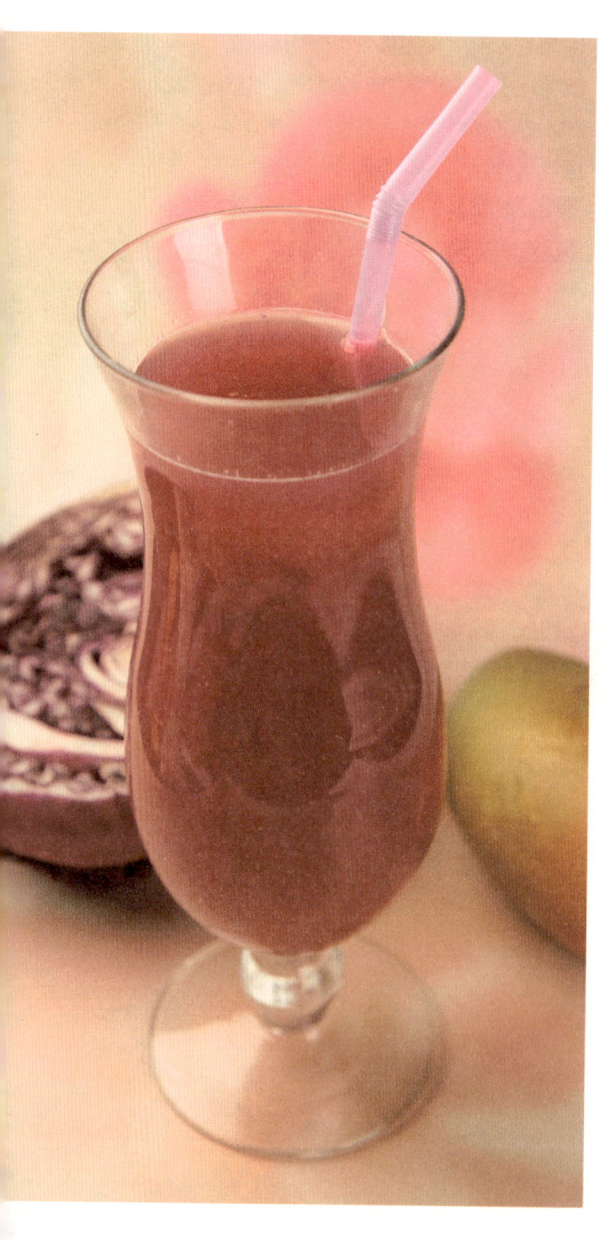

制作指导

圣女果可切得小一些，这样果汁的口感会更细腻。

圣女果杧果汁

防治便秘、护肤养颜

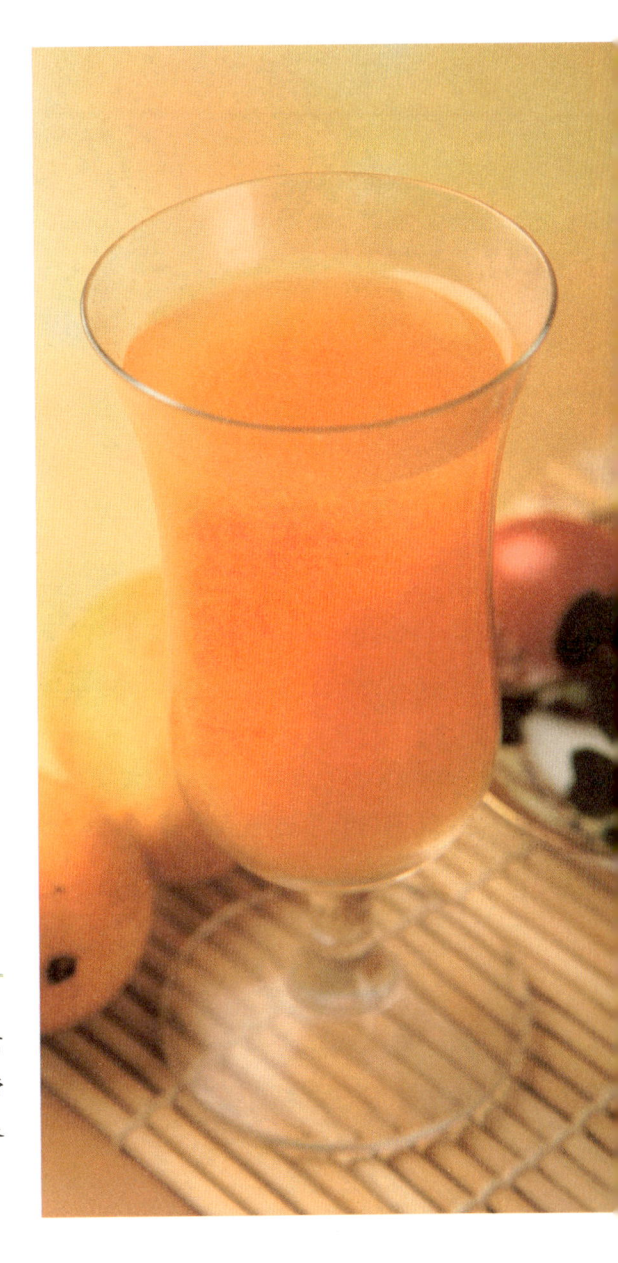

原料

杧果135克，圣女果90克

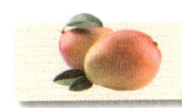

做法

1. 洗净的圣女果对半切开。
2. 洗好去皮的杧果去核，果肉切成小块。
3. 取榨汁机，选择搅拌刀座组合，倒入圣女果和杧果。
4. 注入适量纯净水，盖上盖子。
5. 选择"榨汁"功能，榨取果汁。
6. 断电后，果汁倒入杯中即成。

知识点

圣女果含有蛋白质、果胶、维生素A、维生素B_1、维生素C、矿物质等营养成分，具有生津止渴、通血脉、养肝脾、助消化等作用。

杧果椰汁西米露

通便排毒、护肝明目

> **制作指导**
> 煮西米的过程中要不时地搅拌，以免粘锅。

原料

杧果肉65克，西米45克，椰汁70毫升

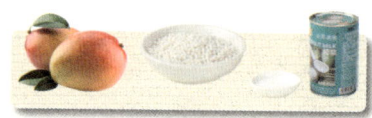

做法

1. 杧果肉切小丁。
2. 锅中注入适量清水烧开，倒入西米，用中火煮约15分钟至西米呈透明状。
3. 将煮好的西米盛入凉开水中，放凉后将西米滤出，待用。
4. 另起锅，倒入椰汁，用中火略煮。
5. 关火后，煮好的椰汁倒入杯中，再加入西米，倒入杧果丁即成。

知识点

椰汁含有蛋白质、维生素C及钙、磷、铁、钾、镁、钠等营养成分，具有清凉消暑、生津止渴、止呕止泻等作用。

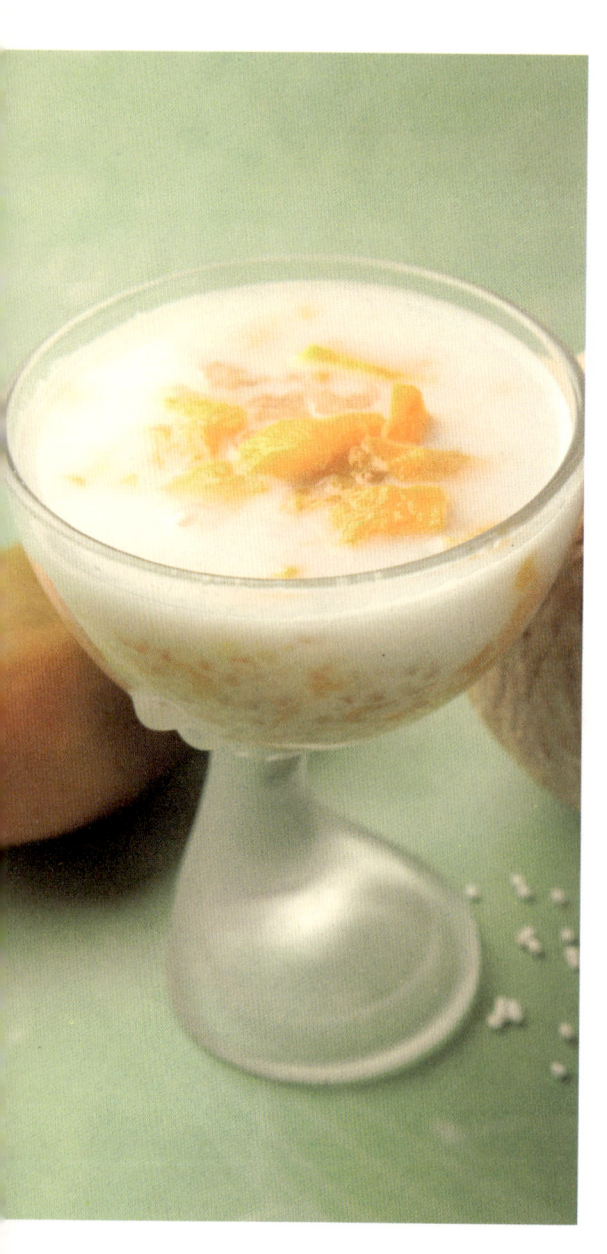

制作指导

菠萝最好先用淡盐水泡半小时再榨汁。

香杧菠萝椰汁

润肠养胃、预防感冒

原料

杧果120克，菠萝肉170克，椰汁350毫升

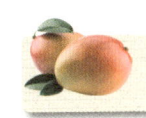

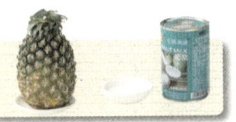

做法

1. 洗净的菠萝肉切开，切成小块。
2. 洗好去皮的杧果去核，果肉切成小块。
3. 取榨汁机，选择搅拌刀座组合，倒入杧果肉、菠萝肉。
4. 加入椰汁，盖上盖，选择"榨汁"功能，榨取果汁。
5. 断电后，果汁倒入杯中即可。

知识点

菠萝含有果糖、葡萄糖、维生素、磷、柠檬酸、蛋白酶等营养成分，具有消暑解渴、消食止泻、补脾胃等作用。

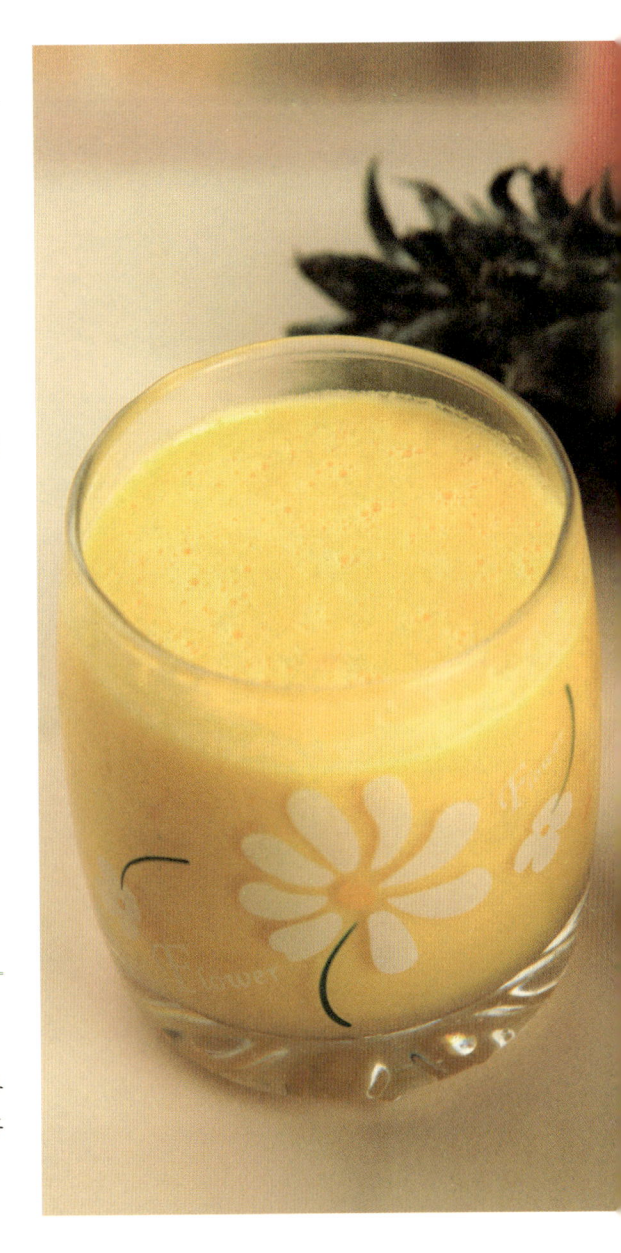

芹菜胡萝卜人参果汁

防治便秘、提高免疫力

制作指导

芹菜含有较多的粗纤维，榨汁时可以多搅拌一会儿，这样口感会更细腻。

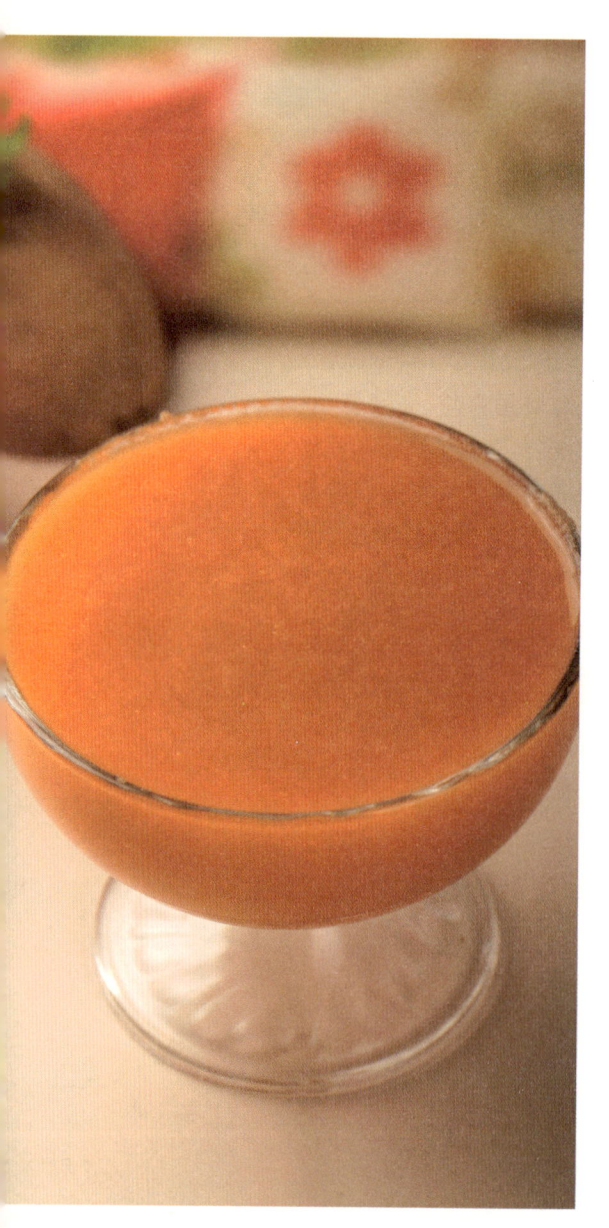

原料

芹菜50克，胡萝卜80克，人参果90克

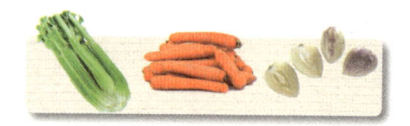

做法

1. 将洗好的芹菜切成粒，洗净去皮的胡萝卜切成丁。
2. 洗好的人参果切成厚片，再切条，改切成丁。
3. 取榨汁机，选择搅拌刀座组合，将切好的食材放入搅拌杯中。
4. 倒入少许纯净水。
5. 盖上盖子，选择"榨汁"功能，榨取蔬果汁。
6. 取下盖子，将榨好的蔬果汁倒入杯中即可。

知识点

芹菜对于原发性、妊娠性及更年期高血压均有一定的食疗作用。